白년
면역력을
키우는
짠맛의 힘

鹽。

你的身體想要

減鹽易發炎，體內發炎是萬病之源。
逆轉慢性病、過敏、皮膚病、感冒、自體免疫失調……最強鹽巴使用說明書

低鹽飲食是健康陷阱?!
找回身體的鹹平衡！

金銀淑、張真起 著

陳卉怡 譯

謝旻融 運動營養師──審訂

掌管生命的根本原理
——鹽

「你們的汗水是鹽，世界的光。」

小時候一定聽過大人常說，要當個有用的人，還會提到上面那句聖經名言。當時的我雖然可以理解這句話隱藏的含義，但我記得我有個小小的疑問。光就不用說了，但是鹽竟然排上前二，真的有那麼重要嗎？不是只是加進食物內的東西嗎？竟然能超越空氣和水，享受跟光一樣的待遇？

在我還是醫大生的時候，生理學課程中，礦物內含量最常出現的就是鈉，也就是指鹽。鈉是人體所有細胞的細胞膜透過細胞膜電位所維持的，也是其中的重要角色，幫助細胞的各種代謝機能。尤其肌肉細胞，利用細胞膜電位的瞬間轉換（去極化）收縮，而神經細胞也是這樣，傳送電子訊息。另外，鈉對於體液的滲透壓也有貢獻，作為首要物質，將水分引入血管之中，並維持適當的血壓值。人體所有生理過程都是在水中完成的，這並非誇飾（人體中有 70% 是水分），能讓身體緊緊抓住水的功臣便是鈉。從進化論的觀點來看，即便從水中生活轉變到陸上生活，為了維持生命狀態，鈉和水是不可缺少的。

恰巧的是，我們體內剛好有個器官同時管理光和鹽，也就是屬於內分泌器官的腎上腺。腎上腺皮質會分泌糖皮質素和鹽皮質素兩種荷爾蒙。電子來自細胞的能量來源，也就是糖類，藉由光合作用製造，所以光就是那源頭。而後者，鹽類是調節鈉濃度的荷爾蒙。如果光能量是生命現象的活動面（陽），鹽就是能促使活動的根本（陰）。原來如此啊！小時候的那個疑問，我現在好像懂了！原來掌管生命的原理，是因為這個理由，難怪會將光和鹽名列在一起。

　　但是這本書中，不斷提及多次現代醫學是鹽的背叛者，甚至已經成為主要敵人。宗教為了凸顯自己的存在，製造出了惡。醫學的歷史，也是靠著不斷尋找病（因）一路走來的。細菌就是其中一個例子，像細菌這種微生物，作為疾病的根源，是骯髒又可怕的存在，從衛生方面看來，應該盡量避免或使用抗生素消滅它，這樣的形象早已在人們心中根深蒂固。但最近研究發現，細菌其實可以與我們的皮膚、支氣管和內臟等共生，對我們身體大有助益，是一個可以和諧共存的對象。現在鹽、膽固醇已經跟細菌交棒，成為新一代的敵人，是引起現代人文明病的元凶，例如高血壓、動脈粥樣硬化、腦中風或心臟疾病等。於是產生了一個大概是人類歷史上空前絕後的治療（？）方式，也就是每天早晨去鹽化（抗高血壓藥），或是食用能夠降低膽固醇（降血脂藥）的化學藥物。其實好好想一下，就會覺得這樣的行為有點奇怪，但是主張這是有科學根據的學術界、國家，甚至是世界衛生組織 WHO，都全力支持並持續著這種盲目的行為。然而，這其中隱藏著許多重要的醫學和哲學問題、科學研究方法、統計漏洞，

以及背後相關製藥公司的真相等等。在這邊沒辦法將這些有趣的內容，全部一次分享給大家，但幸好在書中都有詳細提及，讀者們可以盡情期待。

　　其實這本書對於和我一樣身為醫生、藥師或是營養學家的人來說，造成我們很多不便，因為我們必須承認，曾經學習過的，關於鹽在科學或醫學上的知識，其實是錯誤的。雖然作者們並非醫護人員，但他們研究相關文獻，詳細了解分析，並善用科學技術，我十分佩服他們的能力，同時也覺得自己非常羞愧。這本「鹽巴使用說明書」就像製藥公司的藥品說明書一樣，非常單純，也不會提供什麼處方箋。只會讓我們自己去理解生命的原理，自己去感覺自己的身體，自己去開發屬於自己的方法。現代醫學的盲點之一就是，只專注於尋找病因或治療，無視患者的個性和主體性，這本書內的方法，可應用於其他治療領域，又運用了相符合的原理。讀者們可以學習到關於鹽的所有，或是發現過去很多極端主張的錯誤。

　　對於喜歡追求真理的我來說，作家金銀淑和張真起兩人，真的給了我很多靈感與力量，我真心期盼他們兩位能夠成為世界的光和鹽。

河泰國

家庭醫學科專科醫生，綜合醫學博士
現任 POGMOM 療養院院長

每天多吃點鹽，就能改變有如千萬重擔的沉重日子

▲▲▲ 鹹味不足時，隨之而來的身體陷阱

在認識鹽之前，我曾經認為，鹽巴不過就是撒在海苔上，挖一口配著飯吃。煮湯時要盡量清淡，湯也不能喝太多。為了能吃到食材的原味，幾乎不調味，而且還認為「素食」才是健康的飲食。甜味會讓人增胖，太油膩又對健康不好，鹹的辣的也要避免食用。比起吃自己想吃的，應該多吃鈣、維生素和蛋白質，雖然感覺很不可能，但還是會想盡辦法，因為這樣才能達到營養學的標準，均衡飲食。我深信這樣才是具有科學根據也相當合理，對健康也是很好的。

當時我覺得週期性的過食和暴食，和這樣的飲食習慣無關（其實關聯性很大），而且每天晚上都抵擋不住宵夜的誘惑，總是感到很挫折。身體都很不好，就像浸了水的棉花般沉重，背部痠痛，眼睛乾澀，手腳總是冰冷，也常常消化不良和頭痛，經期也整個大亂，經痛特別嚴重。身體莫名其妙一直發炎，慢性腰痛讓我的腰很容易扭傷，總是不良於坐，就更不好意思說，還有便

秘和皮膚問題呢！當時我一直覺得很多人都有這樣的問題，不舒服的話就去看醫生吃藥，就能解決這些。

其實更難受的，是心理上的問題。當身心不一致時，心裡會覺得更痛苦。情緒變得兩極，有時突然非常高昂，一瞬間又陷入憂鬱的泥沼，不斷重複輪迴。不管做什麼，都會先產生負面想法，滿腦子都是不好的事情，心中總是沉悶，需要常常深呼吸。反反覆覆的狀況，讓人覺得討厭，有時會難受到無法生活，就想著該搭上飛機遠走高飛，後來也流浪到了印度、巴基斯坦、西藏和中國各地。想清除自己的心，總覺得這輩子已經完了！明明活著不該是這樣子，我相信答案一定在某個地方，我想找出來，所以 20 幾歲的年華就這樣浪費在猶豫和徬徨。

身體各處所發出的警訊，最後證實身體確實生病了，我也終於加入了病患的行列。眼壓過高造成眼球突出，聲音沙啞，腿腫脹得像大象腿，身體就像掛了鉛球般沉重。一點朝氣都沒有，面色暗沉，只要走一下下就氣喘如牛，身體發麻睡也睡不好，全身上下都開始罷工，強烈的抵抗我。

這時，我認識了自然養生法，認識了這位彙整所有原理的玄聖老師，接受老師的指導並努力實踐後，我的生命出現了莫大的轉變。定居於安眠島的玄聖老師，當時第一句話便道：「先去海邊大口大口喝鹽水吧。」當時只覺得太荒唐，後來漸漸認識身體後，才能理解這句話的意思。**身體僵硬，循環就會不好，如果想要讓堆積堵塞的體內，血液能夠正常流動，就需要溫暖的熱氣和**

鹽巴。若要清除體內的代謝物，放鬆僵硬的肌肉，安定淨化浮躁的心緒，**我們需要鹹味。明明鹽分和水分已經明顯不足，電解質的平衡被破壞，造成了血液循環異常**，當時的我卻還是覺得鹽是不好的，應該盡量避免，甚至吃進了大量身體不想要的東西，時不時就一直喝下冷水，讓身體變得更冷，全身血液只流到了大腦，輸送不到內臟器官和四肢末端。

發現「鹹味的秘密」

鹽就這樣回到了我的生命裡。固執的舊觀念、糟糕的壞情緒，和殘留於身心內的廢物，想要將這些都排出體外，就必須要有鹹味。如果身體的狀態已經差到氣血直衝腦門、腎氣不足、心跳調節異常、水分無法充分保留、心火過旺，或身體過於僵硬，無法順暢流通等，就是需要水和鹽了。依照口味所需調配鹹淡食用，需要時也可以單獨補充鹽或鹽水。仔細觀察口味變化和身體徵狀，自己就可以知道身體的平衡是怎麼被破壞的。是否過度緊張、過度伸展，還是過度僵硬，這時候很神奇的是，身體都會自己說出想要吃的味道。需要有點鹹味時，就吃一點鹹，消化變得順暢，還能放鬆疲勞。吃了辣的就能讓鬆弛的神經細胞再次繃緊，生出對生命的熱情，而酸味可以讓我們消除緊張，穩定情緒。**味道帶有快樂，也蘊藏著能量，所以透過尋找味道，也是尋找自己的過程。**

學習自然與生命的循環原理，實際運用於生活，終於找回了身體和心靈的健康。手腳變得溫暖，不再頭痛，體內變得穩定。

拆下了身體的鉛球，曾經萬千般沉重的身體輕盈了起來，也不再浮腫，終於從各種炎症中解脫。曾經煩悶憂鬱的心也舒展開來，比起以前，身體和心靈感到更悠閒自得，就像從身處黑暗中的小房間中，走向了光明。生命重新活了過來，更有力量去「活在當下」。

為了要將這些保養方法分享給大家，1998 年設立了自然養生法教育學校和訓練中心。過去的 20 年間到現在，幫助了許多人學習並實行，讓大家擁有了無價的健康，這種戲劇性的轉變，都與血液、汗水和眼淚的鹹味有關。有許多人消除了對鹽的誤解，找回了健康。喚醒自我治癒的能力，隨心所欲的飲食，這些恢復健康的人，超過數十年，每天都是吃超過了好幾倍以上的鹽攝取量，卻反而更加健康更有活力，這樣的案例已經多到數不清。

本書並非只是說些理論上的假設，或是舉幾個例子給大家看，而是藉由這 20 年間，來到中心後用鹽巴找回健康，超過上萬名的人們的經驗，詳細整理出的內容。有些人短則幾個月，有些人長達 10 ～ 20 年都一直這樣實行這些方法。解開了對鹽的誤會，只不過依照自己口味吃東西，就能讓消化變好，活力滿滿，或是有人每天吃了數十克以上的鹽，傷口不再流膿，皮膚變好，炎症和痛症也都消失，各式各樣的案例都有。要是依現今學術界的食鹽攝取量標準來看，早就在健康指標上產生各種問題，應該罹患了不少疾病，但他們卻是非常健康又正向的生活著。而我，在正餐之外，也會額外單獨補充鹽，這樣的習慣已經維持

超過 20 年，我找回了身心靈上的健康，已經接近 50 歲的我，還能健康生下第三個孩子，而且是自然生產並親餵母乳，鹽賜予我的恩惠就跟神一樣。

很多人對鹽帶著不好的印象，進而少吃或不吃，實在是很可惜。如果認真探究低鹽飲食政策的由來，會意外發現，根本沒有什麼科學根據，理由也非常空洞。**現在只要利用 google 深入搜尋一下，很容易就可以找到很多研究論文，論述了不同的食鹽觀點。**

幸好，最近逐漸開始改變了，數十年來都被貼上疾病根源的標籤、成為大家的敵人的鹽，大家對它的想法正在一點一點的改變。重新思考鹽與高血壓的關係，也有人開始提出，如果鹽分不足，反而會造成更嚴重的問題。網路上開始有許多西醫和中醫提出應該吃鹹一點，透過網路的資訊傳遞，顛覆了愈來愈多人的想法。或許有天會消除所有人對鹽的誤解，鹽的加工食品就會變得像健康食品那樣有名。

會想要出版一本「鹽」的書，是因為我認為我們的身體處於進行式，沒有一刻是停止的。孩子依舊在成長，大人依舊需要能量，血液必須循環，體內廢物必須排出體外，工作，戀愛，運動，流汗或流淚，奶水中要含有鹽分，這個世界與我們的一生，直至死亡前，人只要還活著就需要鹹味。即便是此時此刻，我們的身體依然渴望著鹽和水。

◭ 身體其實都知道

　　本書分為兩大篇，第一篇在著述於對於食鹽的誤解，以及關於食鹽攝取的論爭。讓大家了解，為何曾經地位僅次於黃金的食鹽，是如何被大眾誤解，而這些誤解，和統計漏洞、科學證明的謬誤又是如何息息相關。

　　我們也會探討一些反對食鹽限制的研究論述，分享不同的觀點，並確認內容出處，如果是論文或專欄，我們也會在該網站上瀏覽了全文後才引用。如果本身對於鹽就沒有誤會，或是已經消除偏見的人，也可以直接閱讀第二篇。**第二篇會講述身體與鹽的關係，而鹽又扮演著什麼樣的角色，也會將一些身體缺乏鹽分的症狀與生理學原理，搭配上實際案例去說明。**鹽過多或過少，對身體和心靈又會有怎麼樣的變化，那些警訊又是如何出現的，並運用陰陽五行的基礎，解釋水氣所對應的鹹味，以及關於腎臟和膀胱的「氣」，在本篇都會針對這些內容，一一為大家說明。

　　其中也包含關於食鹽攝取的實際內容，以及多種的活用方法。我們另外也利用自然養生法，來整理分析關於味道與氣之間的關係，想要了解鹹味，也要認識甜味和苦味，健康來自平衡，鹽再怎麼好，如果和其他物質失去平衡，也會危害健康。最後，還有「六味養生法」以及味道能量的原理，又該如何用味道取得身體均衡，而那些找回健康案例的人們，又是如何繼續維持的呢？都將為您揭曉。

我想透過這本書告訴大家的，不單單只是關於「鹽」的知識。還有「鹽」是好是壞呢？在爭論該吃多少鹽的同時，其背後被人們所忽略的「身體智慧」，以及關於「生命的力量」都很重要。透過生命的角度，重新檢視那些圍繞在我們週遭的事情。人體，並不簡單，是超乎我們所能想像，那麼令人驚訝又富有智慧，從外部攝取所需，於內消化後製造出能量，讓我們能使用並儲存，最後再將不必要的排出體外。如果我們沒有去特別妨礙這股循環，這一切都是非常自然形成的事。

　　雖然可能跟平常所認知的完全不同，但透過常理去思考其中脈絡，便能恍然大悟。我真心感謝健康自主學校、Jahanuri 和直觀育兒的學生和會員們，努力學習自然原理並實踐於生活，將自身的變化分享給大家。也特別感謝 Anglebooks 的江善英代表，對我提議可以寫一本關於鹽的書，藉此分享給世人。鹽是光的粒子，又兼具味道和魅力，我非常感謝你，同時也覺得虧欠，還有辛苦宣揚鹽的大家，為了讓大家了解鹽的價值，即便在艱難的條件下，你們依舊保有這份使命感。另外從事鹽巴生產的人、傳達生命智慧，醃製大醬和醬油的味道達人、調味高手以及這片土地的祖先，在此獻上我的感謝。

　　因為不會讓世界崩壞的，就是鹽。在世界各地揮霍汗水，讓「鹽」得以遍地開花的人們，以及知道汗水與淚水的鹹味的人們，我向你們致上最崇高的敬意及謝意。

金恩淑

第1篇　鹹味，真的是健康的敵人嗎？

第一章 ▶ 藏於體內的鹹味秘密：血、汗水和眼淚的鹹味

第2章 ▶ 世界上沒有「不需要的味道」：味道和身體的相互作用

第2篇　搶救身體大作戰，最強的「鹽巴使用說明書」

檢視體內鹹味不足的警訊

鹹味缺乏時，身體和心理所發出的信號

無來由的覺得疲累無力，還經常打哈欠 ☐

覺得大腦不聽使喚，常常會發呆 ☐

記憶力下降，老是忘東忘西 ☐

做事無法持久，專注力不夠 ☐

對每件事都批評、否定，為反對而反對 ☐

有失眠或睡眠障礙 ☐

腳踝經常骨折或扭傷 ☐

腳底板或腳後跟時常疼痛 ☐

腳小趾彎曲、腳趾甲變形或長不出來 ☐

下半身肥胖、下半身靜脈曲張或大象腿等，下半身循環不好 ☐

小腿容易拉傷或常抽筋 ☐

眼睛乾澀或凸出 ☐

容易很快感到疲勞 ☐

有貧血或眩暈 ☐

常腰痛、閃到腰或有椎間盤問題 ☐

因骨質疏鬆或關節炎，骨頭和關節都很脆弱 ☐

韌帶和筋膜常常發炎 ☐

容易水腫 ☐

手腳和下腹部容易覺得冰冷 ☐

有耳鳴、聽力異常或中耳炎等耳朵問題 ☐

後頸緊繃痠痛，後腦勺常頭痛 ☐

面無血色，皮膚暗沉長斑 ☐

有乾癬、角質、發癢、過敏性皮膚炎或濕疹等皮膚問題 ☐

容易發炎，傷口不易復原 ☐

鼻炎、胃炎、食道炎、陰道炎或皮膚炎等慢性疾病 ☐

牙齒脆弱牙齦容易發炎 ☐

消化不好，容易放屁或脹氣 ☐

口水黏稠，或是嘴角常常流口水 ☐

過食或暴食，尤其無法忍住不吃宵夜 ☐

吃了還是無飽足感，一直覺得飢餓 ☐

口氣不好，口水分泌不足 ☐

便秘嚴重 ☐

血液循環不好 ☐

頻尿或半夜常醒來跑廁所 ☐

尿液混濁或味道重 ☐

性慾減退或體力不足 ☐

白帶、子宮肌瘤、卵巢或攝護腺異常等生殖器官問題 ☐

有陽痿或早洩問題 ☐

掉髮、髮量稀疏或髮質不好 ☐

常感到脊椎發涼、做惡夢或有睡眠癱瘓症等恐懼症 ☐

〔自我檢測〕

0～3項：鹽巴力非常傑出，繼續保持自己的飲食習慣，做好健康管理。

4～10項：鹽巴力有下降的趨勢，要比之前再吃鹹一點。

11～15項：鹽巴力非常不足，除了飲食外需要多攝取水和鹽

16項以上：身體整體性的均衡非常糟糕，不只鹽和水，還要積極補充
　　　　　其他營養成分，才能變得健康。

第 1 篇

鹹味，
真的是健康的敵人嗎？

隨著年齡漸長，口味也愈吃愈鹹，這並不是味覺感官變得遲鈍的緣故。

　　生命活動旺盛時，所湧現出的動力當然很足夠，但當年紀愈大，水氣也會隨之不足，體力也就變得虛弱。前列腺出現異狀、尿失禁等小便問題、口乾舌燥、汗水調節異常、眼睛痠澀流淚或分泌物異常等各種問題也接踵而來。而在心理上，也可能因過往所累積的委屈或後悔等，失去對人生的熱情，進而影響大腦。

　　水和鹽是互利共生的，有了鹽，水才能得以調節。吃鹹並不是因為日子艱苦而產生的習慣，是因為有鹹才能產生身體能量，這是自然而然的。不只體內其他器官，如果腦中也累積了毒素，失智症或腦血管疾病發生的機率也將大大提升。體內廢物過多，造成血液黏稠度上升，為了將這些髒汙排出體外，血壓自然也就隨之升高，所以當年紀愈大，血壓必然也會有所上升。

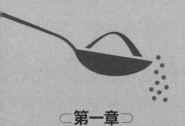

第一章

藏於體內的鹹味秘密：
血、汗水和眼淚的鹹味

想要活下去，就不能擺脫鹽

在我們體內的水其實是鹽水，因此流出來的血、汗水和眼淚才會是鹹的。不只分泌物，就連骨頭、皮膚和血液中皆含有鹽分。**鹽是構成人體組成的元素之一，也是連結組織和組織、血液和細胞、腦與神經間的重要橋樑。無庸置疑的是，如果想要活下去，鹽是不可或缺的必需品。**一旦缺少了鹽，人體無法呼吸、肌肉無法運作、營養無法吸收消化、身體無法進食，當然就無法正常排泄。也就是說呼吸系統、體溫調節以及大腦運作都是不可能的。

鹽不只在神經傳達中幫助發送信號，還能促使消化、呼吸和排泄，也可以幫助調節血液中的 pH 值，對於平衡電解質和維持身體恆溫性可說是相當重要。鹽也是血液和體液的組成成分，還能促進滲透壓作用讓血液能夠流動。人體內必須有鹽，才能讓體內 60 ～ 70% 的水分、血液和體液達到運作。假使血液無法流動，也就無法形成循環，營養和荷爾蒙就無法被傳送，細胞與器官也無法正常運作。

那麼為什麼醫生不開立鹽的處方箋呢？**其實從很久以前，**

醫院就已經開始將鹽用於醫療上，只是方式稍微不同，而且實際上使用鹽最多的地方就是醫院，但並不是透過飲食補充，而是直接利用靜脈注射。當病人到醫院就診時，最常注射的點滴輸液便是生理食鹽水，就是俗稱的鹽水。這個最基本的輸液並沒有加入什麼特別的藥物，只是氯化鈉溶液罷了。目前最普遍使用的0.9% 生理食鹽水，每 1000ml 中氯化鈉的含量即有 9 克。在生理食鹽水中，「生理」指的是和血液濃度相同的滲透壓，將它製成與血液中各種物質濃度最相似的狀態。根據用途的不同，可以添加葡萄糖或胺基酸等營養成分，但最基本的還是氯化鈉溶液。

注射輸液後病況會好轉並不是因為用了特別的藥物，而是水分和體液得到補充後，血液循環恢復平衡，開始正常運作，氣分（也就是指氣的分化）變好的關係。輸液本身並沒有產生什麼藥理作用，由於輸液內的電解質和鈉濃度與體內濃度相符合，血液才能將廢物排出，清除體內的毒素，得以找回元氣。

人體的肌肉、神經及所有細胞，都是透過電子訊號產生訊息並傳送。電解質異常時，體內細小的電流就無法流動，也就無法傳遞神經刺激。就像汽車即便加滿了油，如果電瓶沒產生電力作用，也無法發動。**所以即便吃得再健康，少了鹽分，身體電氣也將隨之不足，人會因此變得沒精神，愈來愈疲累無力。**

還好幸運的是，當體內鹽分不足時，身體也會發出各種訊息來提醒自己。例如嘔吐、眩暈、頭痛、反胃噁心、無力、神經異常、炎症、疼痛、發癢、僵硬、汗腺調節、體溫調節、大腦活動

異常、肌肉異常、常放屁、脹氣、打呵欠、口臭或發出異常體味等各種生心理問題。鹽分和水分嚴重不足的話，造成電解質異常，阻斷身體電氣流通，很可能會讓身體陷入危險的狀態。在醫院急診室裡，會幫病人注射食鹽水，以及手術中注射，都是為了防止病人休克。明明大家都說鹽對健康有害，結果最常使用鹽水的卻是醫院，依此便能推翻這樣的說法，鹽和水才是最能延續生命的重要角色。

鹽分攝取
是由大腦決定的問題

　　在古代，鹽珍貴到可以與黃金相比，甚至可以替代貨幣使用，但如今為什麼卻受到各種輕視呢？科學研究說「吃太鹹會得高血壓」，人們就跟著認為是這樣，鹽被貼上「無聲的殺手」、「文明病的主因」等各種無辜的負面標籤，在徹底了解鹽對生命有什麼作用前，就這麼被蠻橫的定義了。「雖然吃起來很有味道，但為了健康，應該要拒絕這可怕的毒藥。」鹽在現今就是處於這樣的地位。無論是沒必要吃低鹽飲食的人，或是明明需要鹽的人，竟然全都拒絕了鹽，這真的是非常嚴重的問題。

　　從醫學界、學術界甚至是政府，都跳出來強力宣導減鹽，如此看來，應該是具有很確切的科學根據，但其實根本沒有！沒有任何科學證明，就這樣一直造成世人錯誤認知長達數十年。

　　而實際上，有許多論文和研究都顯示，鹽巴攝取對高血壓影響不大、低鹽飲食也不會對健康比較好，以及鹽巴攝取不足時，反而會產生更多問題等論點。依據目前為止所發表的研究論文，加上各類分析，鹽巴限制和低鹽政策不只毫無科學根據，連理由都很薄弱牽強，許多人開始主張應該全面修改。

我國衛生單位，依據世界衛生組織 WHO 和美國訂下的基準，推廣低鹽政策的同時，其實在美國當地，已經出現像韓國跟日本某些主張增加食鹽攝取量的聲音。**在食鹽攝取量多的韓國、日本和法國等，肥胖人口實際上是很少的，心血管疾病發生機率也很低，因此有人主張應該暫停實施美國的低鹽政策。**

　　曾任美國高血壓學會會長的 David McCarron 博士曾斥喝道：「鹽的攝取是由大腦決定的問題，不是政府應該插手的！」。美國心血管醫學專家詹姆士 · 迪尼寇蘭托尼歐（James Dinicolantonio）也在《吃對鹽，救你命》（The salt fix）一書中主張，應該好好糾正對鹽的錯誤認知。鹽的限制並不是建立在科學根據上，並且分析先前所發表過的有關鹽的論文研究，可以舉出各種不同的反證實例。尤其，他認為在鹽巴攝取量多的國家，反而高血壓、冠狀動脈硬化、心血管疾病發病率低，這些疾病的致死率也非常低，強烈批判美國的低鹽食政策。鹽巴限制對每個人來說，好像變成是一種健康指標，學術界、政府及衛生當局都持續宣廣，但事實卻是相反，我們應該捨棄這樣的罪惡感，為了真正的健康，應該增加鹽的攝取量。

　　世界衛生組織建議，每日食鹽攝取量應低於 5 克，而鈉含量應低於 2 克，但儘管如此眾人還是意見紛紛，主因就是沒有一個明確的根據。在國內學術界批評的聲浪也愈來愈多。

　　全北大學醫學系教授蔡洙完，以每日攝取量為基準，研究了短時間小規模的日常實驗後，結果顯示這種限制的根據緣由真

的很薄弱。真的應該遵照世界衛生組織所建議的攝取量去實施嗎？人們盲目的信從也是個問題，並指出應該依照國人的特性，去發展新研究才是實際的作法。低鹽飲食對健康好的理由極度牽強，持反對的研究結果也非常多，每天 2 克以下的鈉含量攝取限制，不只高血壓和糖尿病患者，也造成一般人因心血管疾病死亡的機率大大提升，對於這種低鹽飲食方式，實在值得再好好思量考慮！

世界上沒有完全一樣的身體

　　消除對鹽的誤會，充分補充鹽分後可以體驗到驚人的變化。例如沒了炎症、皮膚變好、疼痛消失、疲勞消除、髮質變好、便秘腹瀉改善、體內機能穩定、睡得深沉、血糖穩定和體力變好等身體上的變化。也會有各種心理上的轉變出現，像是頭腦覺得清晰，集中力、判斷力、專注力都變好，學習能力和工作能力也隨之提升，個性變得積極，恐慌症不再，舒緩人焦急的性格等。這時大家一定會想說鹽難道是什麼妙丹靈藥嗎？它當然不是，但也不是萬病的根源，更不是健康的罪魁禍首。

　　無論是哪種食品或物質，本身都不會是藥或是毒。「應該吃多少？」這是「量」的問題，也可說是食品和物質間的「均衡關係」問題。**如果說食鹽中的鈉是問題所在，只單憑攝取量是無法知道的。不該只將鈉的攝取量拿出來檢視，鈉的吸收和排出相關的水攝取量、鉀和咖啡因的攝取量應該是多少，這些都應該一起分析。**不管是哪種物質，只將它單獨提出來評估是沒有意義的，必須理解脈絡，才能看透本質。

　　我們不會只吃鹽過活，也會吃白飯和配菜，或是喝咖啡，吃

水果。對於韓國人來說，穀類、蔬菜的食用比重並沒有比較少，所以鉀的攝取量其實也很多。吃五花肉時一定會在生菜中再加入拌蔥絲，吃口白飯時就要搭配個泡菜。鈉含量特別多的泡菜鍋或大醬湯等湯類飲食，其中不只含有鈉。湯內的泡菜、豆腐、南瓜或是海帶湯內的海帶和鯷魚，將這些食材分開來看，都含有鉀、鈣和鎂等各種營養成分。再加上，以湯的形式烹煮食用，即使鈉含量很多，經過水的稀釋後，鹽分濃度反而早已降低很多。*****

世界衛生組織所建議的基本鈉攝取量 2 克，比起韓國人的 4 克攝取量，兩者整整差了兩倍以上，看似過量食用的情況，但根據上述內容來看，其實也並非如此。忽略各類飲食組合所產生的相互作用，僅估算鈉的含量，在統計出這個絕對值後，多少都不禁讓人懷疑，這真的具有科學性和合理性嗎？

然而，即便考慮到全部的變動因子，精細的統計出每個年齡層應該有的食鹽攝取量後，依舊還有一個很重要的問題。「鹽，是誰在吃的？」這個問題在食鹽相關的論文中是最重要的，卻時常成為被遺忘的核心問題。鹽既不是毒，也不是藥。根據每個人的不同，和鹽發生相互作用時，有可能會變成毒，也可能變成藥。相同份量的鹽，因吃的人不同，效應也會有所分別。就如同在研究物質的「致死量」時，會連同體重一起計算，所以每個人

---

* 審訂註：台灣人普遍鉀的攝取偏低，全穀類及蔬菜食用比重較少。台灣常見鈉含量較高的湯品包含牛肉湯、排骨酥湯、酸辣湯、泡麵、火鍋湯頭（如泡菜鍋、沙茶鍋、鴨血鍋）等。

吃的效果和影響都會產生不同的作用。

不只鹽，其他營養素也是相同的道理。卡路里、脂肪或鈣，任何一種都無法制定出標準攝取量的。攝取量的準則該提升還是下修，總是引起各路學者的紛爭，但就從生命的立場來看，這些都是無意義的爭辯。現代醫學中，將人的狀態固定數值化，以一個絕對的數值來評斷是否正常或標準。可是，人的身體不是機器。即便是使用相同設計的機器，根據每個操控者的使用方式，燃料或動力供給都會產生變化。一天中要花多少時間滑手機，要看什麼影片，玩哪種 APP，電池消耗程度也就不同。有人手機充了一天電，就能使用好幾天，也有人一天內就要充好幾次電。更何況是擁有生命的人類，根本不能當作機器來比較。

5 克的量對某些人來說可以足夠，但對有些人而言卻是嚴重不足。有人吃了 1 茶匙的鹽，就會覺得反胃噁心引起嘔吐，也有人吃了 3 茶匙，卻一點問題也沒有，反而身體狀態還變好。尤其身體出現炎症時，就算吃下 5 茶匙的鹽也完全不會排斥，反而還能消除發炎和疼痛，這樣的案例也不是沒發生過。等量的鹽對不需要的人而言，過量反而會成為毒，而對需要的人卻可能是無可替代的藥。

吃鹹的也沒關係，不對，是應該要吃鹹的才沒問題

以咖啡為例，有很多人只喝一杯就感到心悸或手抖，整晚難以入眠。這樣要說咖啡不好嗎？但也有人一天可能需要喝到 6 杯才能精神抖擻充滿活力；那這樣要說咖啡很好嗎？咖啡一天的建議量是幾杯才合適呢？如果平均計算為 3.5 杯的話，對喝一杯就會心悸的人來說，這樣的量已經超過他所能負荷，但一天 6 杯的人卻會覺得攝取不足。如果要有平均，就無法滿足每個人。

咖啡是很看喜好的飲料，不喝也能活，但鹽就有點不同了。鹽是生存的必需品，不吃就一定不能活。在之前，社會只塑造出食鹽過量的問題，卻一直漠視如果鹽分不足會產生哪些問題。

要是鹽分不足，就很容易讓身體陷入危險，甚至造成致命的可能。沒有鹽，身體無法呼吸，肌肉無法運作，心臟也無法跳動。身體無法分泌消化液的話，造成消化異常、或引起眩暈嘔吐、無力、不安、發炎、體溫過低等新陳代謝和血液循環之類的嚴重問題。

那些為了健康提倡低鹽飲食的人中，甚至有些廣泛宣傳用

蔥、蒜等辛香料或水果代替食鹽，分享多種「低鹽料理」。但蔥、蒜、胡椒或糖漬水果都不是鹽，辣味和鹹味也是完全不同的味道，更不用說用甜味來替代鹹味。鹽不是只是拿來製造鹹味的調味料，還可以調和味道、去除油膩感，讓味道更加豐富多變，改變口味、風味和口感。

鹹淡的重點就是在於鹽。對需要鹽的人，沒有任何東西可以替代鹽，為了減少鹽分，吃了各種無關的東西，但我們的身體為了補充鹽分，卻一直強迫身體不斷找尋其他飲食。所以即便吃飽了，總是覺得還有哪裡不滿足，自然就會造成過食或暴食。

主張低鹽飲食的人宣稱，人類只需要一點點鹽，便可以達成生命的延續。或許可能那一點點的量，可以幫助呼吸和生存，但在現實中我們所謂單純的「生存」，也是需要「生活」。在生活中，我們會工作、學習、戀愛、創造，也會感到沉重的壓力，這所有的活動都需要能量，充分消耗過後產生的身體廢物是非常多的，我們不可能將這些廢物直接存於體內，必得往體外排放出去。鹽帶著體內的廢物藉由汗水或小便，將其送出體外，所以前幾天吃下的鹽，並非就這樣一直累積在體內，補充完畢後又會排出體外，這就是一種循環。

每天大約有將近 10.5 克的鹽分，會透過大小便和汗水排出體外。根據生活習慣、居住區域、工作和體質等，每個人所需的鹽分必然不盡相同。常喝咖啡的人，因為咖啡因的利尿作用，更容易頻繁小便，和水分一起排出體外的鈉含量也相當驚人。每天

喝 2～3 杯咖啡的人，藉由利尿作用，可以排出非常大量的水分和鹽分。咖啡因不只有咖啡才有，茶或是最近很多人喝的提神飲料，甚至是處方藥中，都含有咖啡因，由此可見，我們每天所流失的水和鹽是相當多的，如果一直維持這樣的模式，將會造成我們的身體慢性脫水。

被稱為解毒果汁的果菜汁，其中富含豐富的鉀，但如果只有一直喝果菜汁，卻不補充鹽分，那麼體內的鈉和鉀的平衡將被破壞。喝了很多水跟飲料感覺像是攝取了很多水分，但為了平衡體內的鹽分，維持身體的穩定，很自然的就會一直排出水分。沒有補充足夠的鹽分，也就留不住水分。每個人的狀況都不同，如果不考慮到當事者的生活脈絡，只規定每日應該食用多少克，超過多少就不行，那這種決定是怎麼斷定的呢？

鹽分攝取，並不是能用政策去決定的問題，而是配合自身的需求，讓身體自己去調節的事情。每個人的口味不同，感覺到的「鹹淡」也不一樣，稍微吃鹹一點也沒關係，不對，應該說要吃鹹的才會沒問題。覺得很糾結的話，就想著是我的身體自己想吃吧！

身體的智慧，
無盡的動態平衡

　　不管是什麼疾病，只要體內有能夠戰勝的力量，就都能克服，想要對抗病魔，就需要體力。**健康的祕訣在於循環，就算只有血液循環好，身體也會很有活力**。年紀愈長，生病就是在不停的在耗損我們的身體，讓水分逐漸乾涸的過程。血液變得混濁，血液的流動就變糟，血液傳不到末端，手腳的感覺神經就變得麻痺。因反重力作用，想將血液從心臟傳送至大腦，血液的壓力也只能上升。乾淨的血液如果不斷在體內流動，即使身體某處發炎，也能快速幫助消炎，幫助傷口復原，促進老舊細胞再生。

　　長頸鹿的血壓高達 250 ～ 400mmHg，牠的心臟距離地面大約有 2 公尺，大腦離地的距離當然也會更遠，大約有 4 公尺。長頸鹿如果要將血液輸送到大腦，就要短暫去抵抗地心引力，血壓不上升，就無法推動血液，而人類也是一樣的道理。我們每個人活著，所需的血壓必然不相同，人體的循環系統，想要正常運作，就要擁有充分的血液量。運送血液組織所需的營養，排除代謝作用後的殘留物，這些都需要充分的壓力。

　　如果要維持適當的壓力，身體就要能夠正確調節水分和鹽

分的平衡，維持均衡的程度，無時無刻都要根據身體的狀況，自動轉化成最佳的血壓值，如果血壓升高了，那必定是有某種理由。然而，現實是，如果超過正常數值，就只會判定為不正常或是因為某種病所造成。最後只因為血壓高，每天早上都需要檢測血壓值，吃「一輩子」的高血壓藥。

究竟，適用於每個人的「正常血壓值」真的存在嗎？當然，我們可以統計出一個平均值，但是這個值就能作為正常與不正常的標準嗎？因為高出了正常數值，就得吃血壓藥，強制讓血壓下降，但卻可能因為身體的排斥作用，反而更劇烈的上升。從身體的角度來看，一定是有某種原因，才會讓血壓上升，不找出原因，只想著要降低數值，根本無法解決根本。

失去健康，就代表均衡被打破了。均衡可以被破壞，也可以再次復原。問題產生時，可以自己調整身體的力量，才是能顯示出每個人健康差距的指標。為了能讓身體自己找回均衡，身為主人的我們就必須去創造出條件並等待。均衡不是說立定一個絕對值，然後就一直在原地，維持不變的狀態，而是透過不斷重複的調整、再調整，去建立出新秩序，是一種動態的狀態。

吃得太鹹，就會喝水，所以體內鹽分過多，就會去找尋能夠中和的東西來補充。需要排放時，就透過大小便或汗水。人的身體會自己調節，自己組織，所有器官都息息相關，是不斷維持平衡的有機體。精神與肉體、左與右、活動與休息、心臟與腎臟、消化呼吸與排泄等，都是如此。白天和夜晚，夏天和冬天，高壓

環境和放鬆環境等，環境和條件改變後，就會製造出相對應的新秩序。

身體，就是時時刻刻自己在做這些所有的事。

假使坐在翹翹板的最末端，那麼另一邊的最末端也要有人，才能達到平衡。每個人不該食用等量的鹽，應是配合自己的身體需求，攝取相對應的量。模稜兩可的中間值，機械式的平均值，固定的建議攝取量等，對於活著一點幫助都沒有。或許這些東西只存在於論文或統計資料中，但在現實中，為了能夠健康生活的我們，真的是一點都不適用的內容。

為了活著，該吃多少的東西都是由我們自己決定的事情。生病時該怎麼處理，就順著身體的智慧就可以了。天上的鳥、貓或狗等野生動物，從來不會去問自己要吃多少，需要時就依照需要的量，身體想要什麼就去吃什麼。這不是靠後天學習知道的，而是人從出生開始，就與生俱來的力量和能力。

鹽巴和高血壓，
正在改變的實例

　　圍繞在鹽上最大的誤會之一，就是鹽巴與高血壓的關係。雖然有很多研究都已經發表了推翻的論點，大多數人還是認為，高血壓患者就是該無條件採用低鹽飲食。

　　最近有很多研究顯示，鹽巴攝取量跟血壓上升的因果關係並不明確。根據每個人的不同，有部分人會被攝取量多寡影響，有部分人卻不會。攝取量增加，血壓也隨之上升的「鹽敏感性」salt sensitivity，以及即便增加也毫無變化的「抗鹽性」salt resistance，這兩種類型的比例大約是各半，但想要明確區分是很困難的。也就是說即使世界上的一半人吃了鹽也跟血壓毫無瓜葛的意思。即使食用了鹽，讓血壓上升了，但上升的漲幅並不會很大。

　　東國大學心臟血管中心的李武容教授，在分析了鹽與高血壓相關的多篇論文當中發現，如果攝取了 1 克的鈉（即 2.5 克的鹽），收縮壓便會上升 0.9mmHg，就算再多吃 3 克，也只會再上升 1mmHg。每天血壓值會在 30 ～ 40mmHg 上下浮動，比起來 1mmHg 根本就微不足道。

鹽會被認為是造成高血壓的原因，是因為食鹽中的鈉 Na。學術界認為，鈉是人類生存所不可或缺的必要礦物質，這點大家都不可否認，但卻認為只需要少量就已足夠，意思是只需攝取一點點，過多便會產生問題，因為鈉的滲透壓作用，會使血管中的血液量增加，心臟就會推動多餘的血液，血壓就會上升。在這樣的過程中，血管會受到持續性的壓力，便會讓血管受傷，產生發炎或硬化，引發腦中風或心臟疾病。嚴重警告大量的血液流動，超出心臟負荷，就可能發生腎衰竭等併發症。

然而，這不是鹽或鈉的問題，而是牽引著鹽的水的問題。大眾普遍認為為了健康，喝愈多愈水愈好，但這卻是與醫界剛好相反的主張。

血壓值成為一個標準後，為了降低血壓，使用含有利尿成分的藥物，幫助身體排除水分。血液量增加，只是造成血壓一時的上升，但更嚴重的問題是血液量不足，供給不能順利運作，腦血管、感知器官和手腳等末梢血管就可能堵塞。

鈉如果會使血壓上升，就覺得需要減少食鹽攝取，那水也無法被吸收了。服下了具有利尿成分的血壓藥，只會使體內的水分更加不夠，血液量也跟著變少。水分不足，造成血液黏性上升，為了讓這混濁的血液流動，只會對心臟更加負擔，時間久了後，過濾堵塞，心臟就很難保持正常機能。

鹽分攝取多量時，水分的攝取量自然也會增加，血壓一時

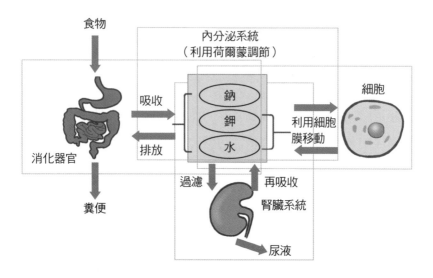

食物

內分泌系統
（利用荷爾蒙調節）

吸收

鈉

鉀

水

排放

消化器官

糞便

細胞

利用細胞
膜移動

過濾

再吸收

腎臟系統

尿液

▲ 人體的代謝，以及鈉、鉀、水的平衡調節

之間也會上升。但這樣的反應因人而異，如果平常是喝很多水，但鹽分不足的人，即使吃了鹽，也不一定會再多喝水。相反的，水分不足的人，如果攝取了鹽分，對於水分的需求也會上升，血液量也會增加。在這個過程中，血壓會暫時升高，並不是因為生病，只是一種生理需求而已。時間會讓身體自己探索鹽分和水分的平衡，自己調整，並不用太過於擔心。

睡前吃了泡麵，隔天早上起床時，會發現身體很浮腫，但開始讓身體活動後，過了一段時間身體就會消腫。鹽分進入身體後，就會設法保存相對量的水分。在調節的過程中，雖然會看起來很水腫，但也不是很大的問題。然而平常容易體寒、循環不好的人，浮腫的程度可能更嚴重，可以藉由走路或汗蒸讓身體暖

和，這樣就算攝取了鹽分，也能改善水腫，對血壓也不會有所影響。

我們的身體為了維持體內平衡，會自動調節體液至固定的濃度，此時就會將多餘的水分和鹽分透過小便或汗水排出體外。就像吃了西瓜後，很容易將大量水分利用尿液排出，身體也會自己調整水與鹽的比例來保持平衡。

實際上，高血壓和食鹽攝取量並沒有太大的關係，尤其是血壓正常的人，就算再怎麼降低鹽的攝取，血壓也不會有什麼變化。雖然有一部分的高血壓患者或老人，會因為食用過多的鹽，造成血壓升高，但有不少反論提出，如果為了降低血壓，減少鹽分攝取，反而會引發更多嚴重問題。最近研究結果顯示，不少高血壓患者，因為減少鹽的用量，造成罹患心臟疾病、心臟麻痺等機率提高不少，因此有愈來愈多的研究警告，鹽巴攝取不足會產生更嚴重的危險。

自己決定鹹淡的自由

　　每當身體感到不舒服，去看病時總會聽到醫生說「要吃清淡點」或「吃太鹹不好」，不知從何時開始，鹽已變成文明病的原因、健康的敵人。每個人的飲食方式不同，身體所需也不同，依照自己的口味飲食應該是很自然的事，但最近如果吃太鹹，還可能被指稱為野蠻人。明明就擁有很多的鹽，卻不能隨心所欲的食用，還真是格外諷刺。

　　自古以來，有哪個國家會干涉到每個人的口味該吃得如何呢？個人干預就算了，在學校和職場上，訂定健康的標準和預防方法，控管每個人的鹹味程度，這根本就太過頭了。即便沒有什麼異常或不舒服，健康檢查中，要是血壓過高，就很容易被診斷為高血壓，或是被勸諫要實施低鹽飲食。

　　前陣子我們家的餐桌上，還會放著一小碗醬油、鹽或辣椒粉等基本調味料，每個人都可以依照自己想要的口味食用，因為大家都知道每個人的「鹹淡」都是不一樣的。即使是處於軍事獨裁那種嚴格的時期，餐桌上也沒有受到限制，每個人都有決定鹹淡的自由，在「吃的方式」上受到絕對的尊重。但是現在每天該吃

多少鹽，連政府機關都受到了限制，呼喊著全民健康和事前預防，實施「低鹽飲食是健康飲食」的制度，立定了以下政策，並為此編列預算。

從幼稚園開始的低鹽飲食，連小學甚至國高中現在也開始實行了。實施關於鈉的「缺點」教育，或是在營養午餐菜單上宣導飲食清淡運動等，告訴大家「正確飲食」的必要性。從早上的教育節目、新聞、健康節目或紀錄片甚至連續劇台詞，或者在醫院、學校、公共機關或大眾媒體中，處處都可看到宣導鹽是健康的敵人，疾病的罪魁禍首。

鹽就這樣一直被討厭，久到連上一代都已經長大成人。而且那些生下孩子晉升父母的人，在懷孕時就開始吃低鹽飲食，連嬰兒的副食品也不加任何調味，為了健康花費很多時間在研究怎麼吃得清淡。然而，**諷刺的是，過敏性皮膚炎、鼻炎等各種炎症和過敏，罹患率反而一直上升。**

販賣不安的社會，
淪為犧牲品的鹽

人們如果聽到某種食品有不好的傳言後，通常都會過度腦補它的缺點。反安慰劑 nocebo 的效果並不亞於安慰劑 placebo，安慰劑是以偽藥效應聞名，而反安慰劑正好相反，是帶有負面的效果。安慰劑效果指的是只用一般藥水或維他命，就能使病情改善，而反安慰劑效果不同，有可能只是診斷出疾病，卻使人體力下降，病情急轉直下。比起疾病來說，更可怕的是，對尚未發生的事已經產生「恐懼」，相信會有所危害，反而會大大增加患病的機率。

有研究顯示，如果某種新的治療方法受到大眾媒體的關注青睞，治癒率便會上升，相反的，如果遭到媒體的否定，治癒率便會逐漸下降。例如，當咖啡被報導出負面效果時，身體好像因此開始出現不舒服，或是不安感，但如果這時又有研究告訴大家咖啡的優點，那又會改變大家的想法。直至十幾年前，當時大家認為咖啡因帶有咖啡因成分，是對健康不好、會讓人上癮的飲品，但近來隨著咖啡產業的擴大，幾乎天天都可以聽到大家說，喝咖啡有可以預防心臟病、防止老化和抗氧化等優點，甚至有研究指出，每天喝三杯以上的咖啡可以預防肝癌和憂鬱症。然而，

在這些說法轉變的過程中，咖啡的成分有改變過嗎？

　　相同的道理，一直聽到關於食鹽的負面資訊，讓大家覺得好像只要在食物中摻加一點點的鹽，便會對身體不好，甚至有人認為只要當天有攝取到鹽，就要量血壓；或是也有很多人，吃了鹹食喝了很多水後，身體出現浮腫就開始擔心，害怕會不會對腎臟造成負擔；吃了泡麵或是炒碼麵那種鈉含量很高的食物後，也會心生不安；在外吃飯時，看到食物覺得可能會有點鹹時，心裡想說：「這麼鹹怎麼吃得下？」但是還是開口向店員要求要鹹一點。

　　很多人在家自己下廚時也是，不考慮家人的口味，煮了味道淡的食物，結果引起爭吵。小孩覺得太淡想要鹹一點，就會教訓嚇唬他說：「不能吃太鹹！」結果需要鹽分的孩子，只好將水果沾醬吃，或是用手指偷偷沾點鹽吃，父母們被這種狀況嚇到，反而將鹽巴罐收到看不見的地方。

　　如果家中有長輩患有高血壓，當然會覺得應該採用低鹽飲食，或是有些人從小就別無選擇，只能跟著家裡吃低鹽或無鹽飲食，因為他們覺得這樣才能讓自己和家人都健康。

　　很多人吃得過淡，結果消化不順，時常感到疲憊，皮膚和各種炎症也接踵而來，但卻反而更拚命的實行「對健康好的低鹽飲食」。然而，不管多麼堅定多麼努力，我們的身體都會想盡辦法填滿不足的鹽分，像餓了好幾天似的進食，或是會一直很想吃零

食之類的東西，白天可能忍住了，但晚上還是敗給宵夜的誘惑。

沒了鹹，就像沒了沒味道。味道能夠帶來快樂，也能成為能量，成為精神。每個人對於鹹味的堅持都有自己的理由，有人就是要吃淡一點，也有人就是一定要鹹一點。依自己的口味飲食，消化順暢，補充了足夠的鹽分後，就不會再嘴饞（其實很多人說都不會想吃泡麵或肉）。吃太淡就會想吃一些加工食品、餅乾或肉品，反而會讓人吃更多，雖然感覺吃飽了，但總會覺得嘴裡空空，可能「太無聊」需要咬點東西，結果在補足足夠的鹽分前，會一直找尋食物，過食或暴食也就成了家常便飯。

大家都覺得為了健康應該要吃清淡，這是很基本的常識，所以對鹽就很不友善。

鈉、鹽和高血壓，就像相關關鍵字般經常一起出現，自然也會聯想到高血壓的其他併發症，像是腦中風、心血管疾病或腎衰竭等。要是有什麼萬一，就量血壓接受檢查，準備成為一個病人，「預防醫學」這個詞，就是害怕這樣的併發症而誕生的。「就是因為吃太鹹！」、「不想攝取那麼多鈉，就不能喝湯。」、「要吃低鹽飲食才能降血壓！」這些話的意思，就是將所有的原因皆歸咎於鹽。

人活著，有無數令人頭痛的事，並不會只導向一個原因（對很多人來說，可能泡菜鍋、大醬湯或醬油蟹是人生必備，但如果要認真探討標準鈉含量，那這些食物就只能被「淘汰」）。許多

疾病的原因，都指向「鈉」，為了要維持正常血壓值，就必須遭到控管，耳邊也不斷聽到那些相關疾病的名字，這感覺不就是我們已經把自己當成病人，或已經準備當一個病人了嗎？

明明應該開心享受的用餐時間，變得這麼不便，日常上的不安只增不減。砂糖會令人變胖，變胖就會產生脂肪，就會影響膽固醇，所以不能吃；前人代代所吃的大醬、醬油、醬菜、海鮮醬和熱呼呼的湯鍋料理，經檢驗後都發現含有超高含量的鈉，逐漸受到大眾排斥。

那個不行這個也不好，全部都很危險，最後，竟沒有任何食物可以安心食用。吃了鹹的油的，就像吃了垃圾食物，產生滿滿的罪惡感。

健康並不會因為一兩個因素，就變好或變壞，那怎麼能將肥胖、高血壓、糖尿病、心臟病、腦中風和骨質疏鬆等各種疾病原因，以及造成「不健康」的嫌疑都歸咎於鹽呢？因為很方便又簡單，沒有一個地方不沒用到鹽，就這樣鹽被扣上了各種罪名，成為時代的犧牲品。日常變得醫療化，讓我們對於健康的擔憂與不安，也因此更加擴大。

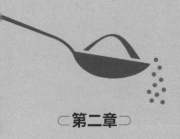

第二章

世界上沒有「不需要的味道」：
味道和身體的相互作用

「鹹淡」對了，
「味道」和「身體」才能生存

「這味道真對味！」是對味道最高的評價。再優秀的料理，鹹淡不夠合適，也就不夠味了。以營養學的角度來說，再怎麼完美的烹調，沒了鹹淡，也就不能吃了。好吃的有名老店、婆婆的手藝秘訣，和明星大廚的味道秘訣，重點都是在於那個「鹹淡」。料理與人之間的相遇，就是靠著那絕妙的味道去連接，也就是「鹹淡」。**鹹淡對了，味道就會好，消化也會好。吃東西時，消化順暢才能將食物與身體完美融合，因而產生力量。**

這種味道的核心要點在於「鹽」。分子料理大師 Ferran Adria 曾說，鹽是唯一可以改變料理的物質。自古以來，媽媽或奶奶都會說「食物的味道就是醬味」或「一個好的家就是從醬味開始改變」。鹽不是單純只提供鹹味的調味料，它能讓任何食材保持原有的味道和口感，可以和各種味道完美融合，或是抑制苦味，也可以讓甜味更加柔和。

食鹽不只代表味道，就連風味和物體的性質都能改變。它能讓蔬果的色澤更加鮮明，讓麵條不會黏在一起，口感更佳有彈性。或是幫助麵包發酵膨脹，餅乾吃起來也會更酥脆。可以用

來保存食物風味，去除肉品和海鮮的腥味，去油膩提升食物的風味。也可以幫助食物解凍，消除不好的味道，維持食材的型態和色澤。大醬和醬油如果太淡，便容易長蛆，泡菜中的鹽如果不夠，就容易變軟，也不能吃。由此可見，如果想料理一道菜餚，最基本的動作，就是將鹽使用在食材上。

此外，鹽也可以消滅細菌，中和毒性，讓我們可以安心食用。朝鮮時代遇上荒年時，會和賑災米一起發放的，就是賑災鹽。因為災民會利用山裡的樹根或野菜充饑，但很容易會引起腹瀉或得到傳染病，如果搭配鹽一起食用，就可以去除毒性，也不會生病。英文中的 sauce（醬汁）源自拉丁語的 salsus（鹽醃），salad（沙拉）指的是在蔬菜中加入鹽，即可食用，也就是說食物中加入鹽後，就可以達到一種安全 safe 的狀態。代表健康和興盛的女神，薩盧斯 salus 的名字也是從鹽演變而來的。

能吃與不能吃的，好吃與不好吃的，食物與吃的人，這之間的連結點都是靠「鹹淡」促成。不單靠陰或陽，一定會陰陽兩者互相交流作用，形成接觸點。兩種不同的材料，相遇後產生新的味道，這時，就需要鹽，將這些天然食材變成人可食用的料理。

事實上，只有人類會將飲食調味食用，所以撒鹽這個行為，可以用來區分原始和文明，禽獸和人類。

我們吃任何食物，都是為了攝取該食物的精華。身體要吸收什麼，能夠決定這個重要問題的，便是「吃」。該吃多少的量，

身體會自己決定，了解自然的循環原理後，依循身體的智慧去執行，就不必一定要特別吃對健康好的食物，那些昂貴難求的，或是需要環繞半個地球跋山涉水才能取得的，吃不到也不用覺得惋惜，不然也只是在破壞地球環境，人體也負荷不了這麼多。健康食品的流行週期也逐漸變短，前幾年大家還在口耳相傳的那些「熱賣品」，早已被拋諸腦後。

身體正在迫切的渴望鹽分，卻還是繼續攝取其他東西，或是吃得過於清淡，身體為了補充鹽分，只好不斷讓我們吃東西。其實，體內的鹽分濃度只要少個 0.1%，都會讓身體陷入危險。我們的身體為了去應對各種環境變化，維持生命現象，必須維持體液的濃度。濃度不相符，物質間的傳輸就會異常，身體和精神也會阻塞腐爛。血液中的鹽氣必須充足，才不會引發各種炎症，鹽分和水分不足，血液就會變得汙濁，流動就會不順暢，微血管便會堵塞。營養和氧氣無法順利供給，手腳就開始冰冷，身體容易發麻僵硬。感冒、便秘，炎症便會開始出現，甚至是高血壓、糖尿病或癌症，都是因為體內阻塞不流通。

味道和身體的答案，就藏在相互作用裡。即便喝下相同的水，蛇會製造出毒，而牛會製造出奶；天上降下來的雨，也會因為降在哪而產生不同的用途；根據土質的不同，可能就會形成石灰水、碳酸水或礦泉水；如果落在江裡，就會變成淡水，而落在海裡，就會是鹹水。相同的食物，相同的味道，吃的人不同，也會有不同的反應，可能對某些人來說味道是淡的，某些人卻覺得是鹹的，或者有些人需要，有些人可能不太需要或是現在不需

要。住海邊的人，和住內陸的人，飲食習慣必定會不相同，體質也不可能和他人口味相同。

人體的組成物質，如果老化便會一直更新重生，那就必須提供身體材料及燃料，而這些就得透過飲食來獲得。食慾，是我們為了維持生命而產生的本能反應，精神上或肉體上的能量消化愈多，所需的燃料供給也就愈多。成長期的小孩，攝取食物轉換成能量後，又會肚子餓，即使吃下了大量的食物，也會很快消化，靠著這些食物轉化的原料，強健骨骼，增加肌肉，不停的成長。

天生的體質不同，所需自然也不同。有些人體內儲水量大，只補充一次也不夠，也有人是馬上就會消耗，需要補充好幾次。**體內鹹味所產生的力量不夠時，就容易產生炎症。**想根據自身口味吃稍鹹一點話，可以食用大醬湯、五花肉、海帶湯、魚蝦醬或海苔等這些海藻類、燉菜類、醬菜類的食物。*鹹味中的鹽，含有胃液、胰臟液等消化液成分，調節口水分泌，達到殺菌效果。但如果消化液不能正常產生，消化就會出現問題，吃下的食物無法被正常分解，腹部就容易產生氣體或脹氣，也會感到悶悶的。

---

* 審訂註：台灣常見較鹹的菜色有熱炒餐廳的菜、各種麵類（麻醬、炸醬、涼麵、大腸麵線）、夜市小吃（臭豆腐、雞排、蚵仔煎）、肉類（醃製、滷製、燻製、罐頭、速食）等食品，必須特別注意的是，這些通常也伴隨著高油及高熱量。

渴望，一定有它的理由

　　是不是有時候明明在外面吃了很棒的套餐料理，結果回到家後卻還是煮了泡麵來吃呢？明明在吃到飽餐廳吃到肚子都要撐開，吃了數十道菜，卻還是覺得嘴裡有種空空的感覺？肚子明明不餓，冰箱門卻一直開開關關，或是下定決心要減肥，白天忍了那麼多，晚上卻還是吃了消夜，感到很罪惡呢？這些事情每個人偶爾、說不定今天就發生過吧。

　　吃東西的理由，就是為了獲得吃的快樂，以及**攝**取到食物的「氣運」。氣運指的是能量，也就是力量。人吃了東西，才能產生力量，集中力、持久力、爆發力、理解力和包容力，這些都是力量。力，不只是代表肌肉的力量，也是指人活著的過程中的各種所需，工作、學習、愛、行動……。**在維持生命的過程中，一定會需要能量，那就需要可以吃的燃料。但如果沒有吃對，補充到真正需要的，就算吃再多，也還是會覺得空虛。**

　　數十道的華麗料理，有時候還不如自己煮的一鍋大醬湯。不吃飯的小孩，只要有一道喜歡的配菜，很快就會將一整碗飯吃得精光。明明知道應該要均衡飲食，但筷子就是會不自覺一

直朝向某道菜。煩惱該吃什麼時，最後決定吃喜歡的，就會特別開心，但是吃完又會後悔，心想當時應該吃那個。再怎麼均衡飲食，如果沒有攝取到身體需要的，也只會一直想到其他食物。對於渴望的那個味道一直念念不忘，可能已經不自覺像鬣狗那樣不停徘徊尋找食物。

忠於身體本能的小孩更是如此。身體鹽巴力不足的小孩，整日不是在找調味海苔，就是將水果沾醬，甚至還會直接手抓鹽巴吃。有時候小孩們聚在一起不去玩耍，反而是偷窺著大人們的食物或下酒菜，就是想偷偷吃點鹹的東西。在這些因為過敏或鼻炎必須限制飲食，長久實行低鹽飲食的家庭中，可以常常看到這種景象。因為不了解其中真正的原因，總是直覺認為他們只是貪吃。父母們看到孩子這種只想吃而不懂得控制食慾的模樣，也會覺得擔心，其實只要加強他們的鹽巴力，就會立刻好像沒事一樣，盡情發揮本能去玩耍。

人會產生食慾，都是因為身體產生了需要。「吃起來很對味，但對身體好像不好」，會說這樣的話，就表示不夠了解自己身體的力量。味道是身體傳遞的重要訊號，不只是舌頭的反應，而是全身的反應。藉由眼睛、鼻子、嘴和內臟器官等，將獲得的各種感覺，集中傳送至大腦，將味道記錄下來。在內臟中接收到味道，會跟在嘴裡的味道一樣，都是因為有相同的受體。人的「五臟六腑」具有獨立的末梢神經，並不會只仰賴大腦的判斷下決定，而是會向大腦傳遞訊息，進而影響整個神經系統。

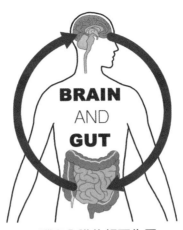

▲ 腦和內臟的相互作用

在大腦中與傳達資訊有關的，是一種被稱為神經肽的荷爾蒙，有一種與其相似的物質也存在於消化器官的神經細胞裡，有些學者稱消化器官為「Little Brain」。在英文中，直覺或靈感指的是「gut feeling」，gut 字面上的意思是指內臟或裡面，而口語會被用來當作決心或勇氣的意思。在東方，從很久以前就常會將五臟六腑與性格、情感等連結去引申思考。韓語中有很多話都是用臟器的形態，去比喻行動或性格，例如「肝臟腫了呢！（比喻吃了熊心豹子膽）」、「膽丟了（比喻沒有主見）」、「你的脾胃很難伺候！（比喻一個人很難討好）」。甚至還會說胃是甜味，心臟是苦味，腎臟是鹹味之類的，將各個器官掌管的氣與味用原理去區分，以此為基礎，應用在飲食或藥材的使用上。

藏於「味道」中健康的秘密

　　有「味道」的東西對身體好，要吃有「味道」的東西才會健康。這裡指的並不只是單純滿足我們的味蕾，是幫助全身去得到力量，或是去拒絕去排除不好的東西。身體是個有機且全面性的小宇宙，從大腦至四肢末端，全部的器官都是連結在一起的。大腦和臟腑，神經和血管，透過經絡相互不斷傳送接受資訊，幫身體自己找到所需的氣。

　　懷著孩子，生命力是兩倍的孕婦，會開始想吃平常不吃的食物，以前喜歡吃的突然就討厭了。胎兒在發展某個器官時，很神奇的，媽媽就會想去吃一些可以當作材料的食物，補充完畢後，就又會去尋找下一個。

　　這並不是只有人類才會發生，在動物界中更加明顯。每個生命體都會自己去尋找並攝取所需，不需學習或由誰教導，這是天生就具備的自然本能。鯨魚的主食是蝦子，身體龐大的大象吃草，從人類的角度看來，實在是很不符合營養學，是很嚴重的挑食，但從生命的角度來看，卻是非常正常的事。

沒有力量沒有精神時，我們會吃東西。又熱又辣的湯鍋、鹹鹹的醬菜、酸鹹的水蘿蔔泡菜、微辣的泡菜、剛煮好的白飯，還有煎餅等各種食物，每種都可以補充滿滿的精神，每個人也都依照自己的所需去攝取。味道是展現氣的另一種樣貌，視覺和聽覺是透過波動而存在，味覺則是粒子，**波動是更密集更粒子化的能量，所以比較即時、直接**。氣，則是透過味道、形態、顏色和香氣去表現，再將這種味道和香氣轉換成能量。色澤或香味，就像是有固定形態的氣，所以每種味道都有專屬自己的氣。那麼需要某種東西時，就要吃對它的味道，才能產生「氣」。

　　世界上沒有不需要的味道。每一種都有它固定的用途，也有它存在的理由。人活著就要正確的找到自己需要的東西。餓的時候就吃，吃飽了就不必再吃，如果需要什麼，就依照自己的口味去攝取，仔細吸收消化後，就將剩下的殘留物排出體外。如果代謝後產生很多廢棄物，或是當天消耗了很多能量，必須排出去的也就更多。想吃點海帶湯或大醬湯等簡單的湯類或配菜時，如果怕會過鹹，那就多喝點水就好了。吃太鹹時也會想攝取一些能中和味道的苦味像是咖啡，或是甜甜的砂糖。

　　生命是個不斷變化的有機體，想透過機械或數學的方式去分析，只會失去生命中本質的部分。在建築、土木和機械學上非常需要絕對值，但生命是絕對無法數字化和量化。我們可以藉由食品營養學來準備飯菜，但實際上並不會真的那樣吃，比起營養學上的分析，更重要的是食物的味道。營養學中，雖然能分析出食品或物體本身的營養素成分，卻一直忽略了最重要的核心重

點，也就是攝取那個食物的人會是誰呢？相同的料理，也會因吃的人，吃的時間有所不同。

沒有任何東西一定會是藥或是毒。味道，是要讓我們活下去的重要訊號。因此，先好好觀察自己的口味吧！ 要喚醒生命力及治癒本能的第一步，就是好好傾聽身體的感覺，那麼，就從拯救味道開始吧！

用味道找尋身體的均衡

　　婆家的辣味，考驗的苦味，戀愛的甜味，人生的鹹味，生活就融於味道之中，再透過味道去揭露。味道是種相遇，天與地相遇，才得以誕生。就算用了一樣的水、陽光和風，蘋果和梨子的味道終究不一樣。每個味道中都有自己的「氣」，但即便如此，也會因相遇的人不同，而產生不同的反應。相同的甜味，位於胃不好的人來說，就可能是藥，但對於腎臟不好的人，久而久之可能就會變成毒。

　　鹽也是一樣，對於缺乏的人來說，就是無可取代的靈藥，對於過量的人，就可能造成損害。不考慮食用對象是誰，只單單將鹽拿出來分析，探究「對健康好還是不好？」或是「一天應該吃多少？」這種無謂的問題。

　　更重要的是，鹽或糖是與誰相遇，又是何時相遇。身為同一個國家的人，就能適應等量的鹽嗎？即使兩個人擁有相同的身高與體重，水分攝取的量不同，體內鹽分濃度也會不同。5 克的鹽，融入不同公升數的水中，鹽分濃度自然會不同。而且考慮到與其他味道的均衡關係，攝取量也會有所變化。即使是吃下相同

量的鹽，但因為鹹味和甜味或苦味是屬於相互牽制的關係，也會根據這兩者攝取量的比例，去決定身體應該吸收多少的鹽。

　人體只要填充了所需的味道，便能產生力量，用這股力量產生精氣，才能做任何想做的事。促進壞死細胞的重生，提供眼睛力量去閱讀，讓耳朵能夠聆聽音樂，讓我們可以說話可以動。任何一種氣過於強大，身體就會發出訊號，讓其他味道去抵消或牽制它。身體內多達 60 兆的細胞，都是靠著自然的循環秩序，去維持之間的平衡。酸味太多，就用辣味去平衡，而鹹味太多，就用甜味平衡。

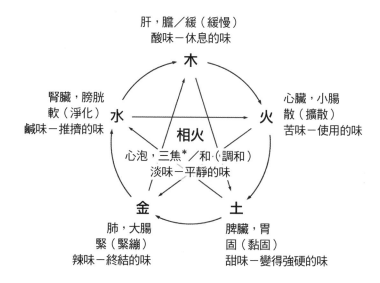

肝，膽／緩（緩慢）
酸味－休息的味

木

腎臟，膀胱
軟（淨化）
鹹味－推擠的味
水

心臟，小腸
散（擴散）
苦味－使用的味
火

相火
心泡，三焦*／和（調和）
淡味－平靜的味

金
肺，大腸
緊（緊繃）
辣味－終結的味

土
脾臟，胃
固（黏固）
甜味－變得強硬的味

▲ 味道和氣的對應關係

＊三焦：三焦是中醫特有的概念，為上焦、中焦、下焦的統稱。

有個形容味道的詞彙是「甜鹹甜鹹」，並不是什麼新奇的現象，其中也是存在著自然中味道的均衡原理。**身體吸收甜味後，如果讓我們感到緊繃，就會自然的牽引出鹹味的慾望。**鹹味可以緩減並延展放鬆，再次讓身體達到平衡。這種事情不用他人教導，身體就會自然說出需要哪種味道。甜味和鹹味都不是不好的東西，明明都是身體所需要的，卻被大家當作危害健康的犯人，長久以來一直被誤會著。甜味被認為造成是肥胖和糖尿病的罪魁禍首，而鹹味在現代醫學中，被當作所有疾病的最根本原因。

在自然生態中，沒有什麼味道是可以單獨存在的。尤其，人類長久以來所食用的飲食當中，早已混合各種不同又美味的味道。任何一種味道過多，自然就會需要另一種味道去中和，所以不管吃得再多，身體都會先知道，並率先發出行動應對。

會變成藥？ vs. 會變成毒？

　　解毒和製毒的原理是相同的，並非將毒去除，而是去中和毒。假使攝取過多身體所需的甜味，血液將會變得混濁，進而堵塞僵硬，但並不是因為甜味對健康有害，而是因為太過量了。甜味或砂糖，不該被指稱是不好的東西，還被攻擊說會使血液的黏稠度上升。

　　想要中和過多的甜味，只要利用鹹味或酸味便能制衡。如果是鹹味過量，那就用甜味或苦味去抵消即可。在苦澀的咖啡中，加入一點點的鹽，便能使苦味稍稍緩和。辣味太多，藉由苦味或酸味就能有效抑制。這就是透過相互牽制去找回平衡。辣炒年糕或是辣泡麵中，比起搭配辣泡菜，酸酸的蘿蔔乾會更適合。

　　五行的氣會互相制衡以達到平衡，無論哪種味道過多，一定會有其他味道能夠互補。該怎麼用味道去平衡另一種味道，或是該用多少的量，這些都會關係到，是要讓味道變成藥還是變成毒。自然就是這樣積極的不斷去維持平衡。將飲食的某些成分放上實驗台，將各成分單獨分析，會發現它們之間的關係息息相關，每個人的觀點都不同，都有可能是毒或是藥，但對於這樣的

結果，也不用感到不安或擔心。

然而現實跟實驗室的環境是完全不同，一定會更多元更複雜。生命總是會讓人忍不住讚嘆，味道的平衡，能量的平衡，這些全都會自己去調節應對，身體的自然潮流是不會因任何片面的知識標準就遭到控制。

這種「對身體好的食物」以及「不好的食物」的二分法觀念，我認為大家都該是時候摒棄了。

問題是出在於「量」，這個世界上沒有絕對好或不好的食物。只需思考要吃多或吃少，需求多一點還是少一點就好。應該要吃什麼，又該吃多少，這些問題都不該由專家去決定，依照我們自己的標準即可。同樣的，鹹味對我們來說，每個人都有自己應該攝取的量。如果攝取太多，就不要再吃了，放下手中的湯匙，多喝點水去中和味道。

一開始就沒有任何頂尖的設備，也沒有網路，自古以來對人類而言，飲食就是這麼自然而然的事。視覺、嗅覺和味覺等感覺是不需要學習的，在知識以前，它們就是生存所必備的最初本能，並非特別的人才有，是每個人都與生俱來的感應器。感官器官不單是眼、鼻與口而已，體內的內臟器官、一個個細胞和大腦，全部都會互相連結反應。人體的皮膚黏膜面積有 400 平方公尺，比網球場還大。當我們品嘗味道時，並不是只靠舌尖感受，然後就結束於舌頭上。舌頭感知到後，經由大腦控制發號，同時

傳送給體內 60 兆個細胞。

　　指尖上即便只是被一個小刺刺到，全身的神經都會集中至那個點上。因為我們的身體就像連結相當緊密的互聯網，這裡面是連精密頂尖的機器都無法輕易模仿的小宇宙。身體本能隨時都在幫助我們選擇最適合生存的路線。

TIP 1

自己的身體自己救
味道和氣的原理

在祖先眼中味道的原理

　　在東方，數千年以前，就開始以味道和氣關係，也就是氣味論為基礎，將飲食和藥系統化。最古老的東洋醫學書《黃帝內經》，裡面就詳細記載了各種味道所具備的氣，以及與其相對應的臟腑間的關係。而東洋第一本關於藥草學的《神農本草經》，記述了各種藥草的味道、氣味及藥效。

　　其實不必透過文獻記載，從日常生活對話中也可以看出味道和氣的關係。味道可分為酸、甜、苦、辣及鹹，共五種味道（如果以舌頭感受到的味覺來看，辣味其實不是味道，是透過痛感來區分，但以氣味來說，辣味確實是屬於五味）。在此如果再加上「淡味」，便成了六味，總共六種氣，也就是六氣。相同的味道中，只要有一點點差異出現，就會完全不一樣。在韓文中有很多表達鹹味的用法，像是「有點鹹味飄散出來」、「吃起來有點鹹味了」、「有點太淡」、「有點鹹」或「苦如黃蓮」等。或者形容酸味時，也會說「微酸微酸的味道」、「很酸的味道」、「酸酸澀澀的味道」等。

地瓜和水蘿蔔泡菜，泡麵和泡菜，義大利麵和醃黃瓜，喝酒後一碗又熱又辣的解酒湯，這些都是很適合的搭配。用味道去互相調和的同時，也是在調和其所帶有的氣，這可不是隨便拌在一起，而是藉由與其他味道的相遇，去產生新的味道和氣。

五味藉著互助互生或相互轉換，誕生全新的組合，這種智慧透過飲食文化從古至今傳遞了下來。

地瓜吃起來甜甜的但又有點乾，而水蘿蔔泡菜酸酸鹹鹹，根據五行的原理來看，甘甜堅硬的地瓜，屬於土氣，就要用帶有鹹味，屬於水氣和木氣的水蘿蔔泡菜去中和，這兩種食物搭配起來，不只好吃，對消化也很有助益，簡直是天生一對呢！而且地瓜中有很多鉀，泡菜裡有鈉，兩者就能形成有機酸。苦澀的酒屬於五行中的火氣，而喝了酒後，會就出現火克金，金氣遭到削弱。這時就要喝點微辣的解酒湯，補充辣味的金氣，並用鹹味去減緩苦味，變成水克火。如果太甜就用酸調和，太鹹就用甜緩和。

六味就是六氣

• 酸味：休息的力量－木氣－緩

酸味是休息的味道，會使人休息的味道。藉由消除緊張與疲勞，為身體注入新的活力。五行中的木氣，所對應的為肝和膽。

春天來臨時，天氣開始暖和，木氣可以融化凍土般，讓萬物再次變得柔和。休息的力量，當木氣不足時，人便會疲累，也無法好好休息，渾渾噩噩不知該做什麼。缺乏休息的能量，所以總是呈現一種緊張的狀態，對每件事都感到急躁，長久下來，壓力漸增心情鬱悶，開始出現各種令人焦慮的症狀。而且容易對小事生氣，不順心的事也愈來愈多。肝膽所掌管的眼、頸、髖關節、足、和側肋骨等也會逐漸出現異常信號。在這種情況下，身體為了補充缺少的氣，就會開始想攝取酸味和酸的東西。這時腦中就會浮現清香的水果、水蘿蔔泡菜、冷麵、和酸酸的涼拌菜等食物，突然也會覺得橘子比柿子好吃，五味子和梅子會比生薑茶更吸引人。發酵成熟的醃泡菜會比剛醃好的泡菜更討人喜歡，也會比較想喝清爽的水蘿蔔泡菜的湯，而不是辣的鍋湯。酸味可以打開人的食慾，提供身體新的生氣與活力。紅豆、大麥、小麥和燕麥等穀類也被歸類於此。

● 苦味：使用的力量，宣洩的力量－火氣－散

苦味是平常使用的力量，可燃燒的力量。吃了苦味的食物，就好像往心臟放了一把火，刺激心臟擴散火氣，瞬間將鬱結於內的氣都打散。喝下了苦澀的酒，釋放了被壓抑的氣，平時沉默的人，突然就會變得多話，或是直接搶了麥克風唱起歌，或是開始大哭。苦味會影響屬於火氣的心臟和小腸，幫助調節心跳，提供小腸能量促進蠕動。火氣微弱的話，臉色開始漲紅，體溫及汗

水調節異常，變得氣喘吁吁，也會出現火病的病徵。可燃燒的力量不夠，人就會變得小心翼翼，個性也可能變得消極。心臟和小腸經絡所流經的上半身，其中上手臂可能變胖，小拇指或手肘發麻，顴骨附近長出黑斑或雀斑。我喜歡黑咖啡或義式濃縮咖啡，因為這兩種含有高含量的苦味，可以帶出火氣。還有生菜、苦菜、葉兔仔菜等也具有苦味。西洋芹、葡萄柚、杏仁等帶有微苦味道的食物也可以多食用，而穀類的話，有紅高粱。

- **甜味：堅硬的力量，凝聚的力量－土氣－固**

甜味是可以變得堅固的氣。甜味可以強健，具有附著凝聚的性質。蜂蜜、麥芽糖、糖漿和砂糖，如果就這樣放置不理，最後就會凝固。

甜味屬於土氣，也是掌管脾臟和胃的氣。吃飽飯後通常會吃點甜食，來幫助胃消化。土氣缺乏時，身體和思想會過於放鬆，造成體重上升，人也變得懶惰，喜歡拖延事情，想得很多卻做得很少。也會變得多疑，嚴重的話可能會引發妄想。胃部經絡流經的膝蓋弱化，肚子、乳房和嘴唇也會出現異常。大部分人都認為是因為攝取了甜味才使讓人變胖，但相反的，因為變胖了才會需要甜味。胃的力量不足，造成消化調節異常，進而演變成過食。會想吃甜甜的小菜，或是腦中一直想著巧克力、蛋糕或糖果。自己也會不自覺的在包包內放進巧克力，或是喝茶時多加幾顆糖，

因為身體需要甜味，只能靠著這些去補充，獲得健壯的氣。有人可能會很擔心，如果這樣一直攝取，結果上癮或陷入閾值（突然間喪失感覺）狀態，但絕對不會發生這些問題。想要甜味時，就更應該積極補充，在溫暖的茶水中加入有機原糖，或是飲用食醯＊或吃點糖漿都很好。穀類的話可選擇黍或糯米等具有黏稠性質的，頻繁攝取將土氣補足後，就不會一直想著甜味了。

• 辣味：辣的力量，令人緊繃的力量－金氣－緊

辣味是能人發揮力量的味道，如果不將辣味歸類到味道，也可以用痛來區分。實際上辣味是藉由刺激，去拉緊神經和細胞的一種味道，而且它也可以利用強大的刺激消除其他味道。會讓味覺和嗅覺暫時性麻痺，讓人感到疼痛。如果身體因金氣不足，鬆弛了一段時間，這時攝取了辣的食物後，就會產生適當的緊繃感，再次燃起人生的意志。

如果覺得緊繃消除後，變得太過放鬆，那就吃點辣味的食物吧！說到辣味。就會想到辣炒年糕、辣炒章魚、解酒湯等，或是會想在湯裡再多加點辣椒粉或辣椒醬。以肺跟大腸為基礎，與皮膚、鼻子、手腕、肛門等有關，辣味不足時，這些地方就容易出問題，緊張感降低，對人生也會失去熱情。容易傷心，感到

＊食醯：朝鮮半島傳統甜米露，通常視作飲料和甜點。

厭世，還會變得很常哭，嚴重的話甚至出現輕生的念頭。皮膚就像軍人或警察，是站在最前線的守護者，如果失去緊繃感，變得鬆懈，就很容易出現化膿性的發炎。如果少了讓我們緊張的力量，也就沒辦法自我管理和控制，工作也不能順利完成。辣味的穀類代表食物有糙米和薏仁。

- **鹹味：推擠的力量，淨化的力量－水氣－軟**

鹹味是可以將廢物排除體外，讓裡面變得明亮又柔軟的力量，阻擋硬化的東西，並使它軟化，如果缺乏這種力量，體內的廢棄物就會堆積，引發炎症。血液濃度開始混濁，物質交替與代謝無法順利進行，體內就會開始僵硬並長出小息肉。鹹味所提供的水氣過少時，血液開始僵硬，依靠血液供給才能組織製造力量的細胞，也會跟著僵硬。腎臟和膀胱主導著水氣，控管著腰部、背部、腳踝、眼睛、小腿、腿後腱、子宮和前列腺等生殖器官，以及耳朵等部位。身體僵硬，思想也會變得固執，不聽他人的規勸，對任何事都會先抱持著負面想法，思維不夠靈活不懂得變通，處事不夠有智慧。鹹味不足時，背和腰也容易緊繃，也容易感到害怕恐懼。

血液變得汙濁，降低血流的流暢度，引發身體炎症時，就更需要補充鹹味。當年齡漸增，新陳代謝也會逐年下降，體內的廢棄物也就堆積得愈來愈多，而鹹味是能這些東西推出體外，讓

收縮變得有彈性的力量。並不是說將血管和細胞拉長變得鬆動，而是更有活力的去推動血液，將血液能輸送到全身，甚至是微血管。代表食物有海苔、裙帶菜、海帶和鹿尾菜等海草類。豬肉、大醬、醬油、醬菜、燉菜等都是屬於鹹味的食物。穀類的話就是豆子，尤其是黑豆。

• 淡味：平淡一切的力量－相火氣－和

　　如果一個聲音很大，那就無法聽到小的聲音。如果想要察覺更細微的味道，就要擁有更特別的感官，才可以感覺到沒什麼味道的東西。相火氣是應對到心泡和三焦等無形的臟腑，是主導身體的調節能力。豆芽菜湯、黃線狹鱈、馬鈴薯、玉蜀黍、香菇及高麗菜等，雖然沒有什麼特別的味道，但是很清淡，偶爾也很吸引人。人類主食通常都是以穀類為主，而這些東西也沒有太過強烈的味道。由此看來，可以當作基本的食物，又可以和其他配菜一起搭配食用的，都可以成為主食。穀類作為最基本的食物，能使胃口大開，再配上其他小菜或副食，自然就達到了氣的均衡。少了清淡新鮮的味道，就會失去平靜，對任何事都會過於擔憂，容易不安和焦慮。長久宣洩開心、傷心、憤怒和害怕等各種情緒，人變得更敏感，很容易就會罹患神經衰落、憂鬱症或躁鬱症。澀味、生味和麻味都屬於相火氣，橡子、桑葉、花粉、酵母菌等有名的健康食品中，就有很多淡味。穀類基本上都帶有相火氣的味道，但其中以綠豆、粟和玉蜀黍最佳。

味道中的奧妙差異，六味飲食

		木氣	火氣	土氣	金氣	水氣	相火氣
氣		柔和的力量	舒展的力量	堅硬的力量	使人緊張的力量	軟化的力量	調和力
臟腑		肝、膽	心臟、小腸	脾臟、胃	肺、大腸	腎臟、膀胱	心泡、三焦
各氣味的代表食物	味道	酸味、炒的香味、羶腥味	苦味、著火的味道	甜味、香香的味道	辣味、腥味、辣而爽口的味道	鹹味、腐臭味、尿騷味	澀味、生味、麻味淡而無味的味道
	穀類（主食）	紅豆、小麥大麥、燕麥蕎麥、豇豆菜豆、豌豆	高粱	黍、稻米、糯米	玄米、薏苡	黃豆、鼠目太豆（老鼠眼豆）	玉蜀黍、綠豆、粟
	蔬菜	韭菜、酸泡菜、水蘿蔔泡菜、紫蘇葉	莙荙菜、萵苣、茼蒿、葉兔仔菜、西洋芹菜、薺菜、青辣椒、馬蹄菜、苦菜、各種山中野菜、益母草	水芹、菠菜、地瓜葉梗、蓮藕、葛	蔥、大蒜、洋蔥、辣椒、大白菜、山蒜、蘿蔔苗	裙帶菜、海帶、青海苔、海苔等各種海藻類醬菜、豆腐	番茄、黃瓜、蕨菜、香菇、高麗菜、茄子、黃豆芽、牛蒡、野葵、豆芽
	肉類	雞肉、雞蛋、鵪鶉蛋、動物的肝和膽	山羊肉、火雞、動物的心和小腸、牛腸、血	牛肉、兔肉、動物的脾臟和胃	海鮮、魚、動物的肺和大腸	豬肉、海參、動物的腎臟和膀胱	羊肉、鴨肉、山雞肉、蠶蛹

		木氣	火氣	土氣	金氣	水氣	相火氣
各氣味的代表食物	調味	食醋、芝麻油、紫蘇油	酒、炸醬、巧克力	砂糖、蜂蜜、糖漿、果醬、原糖、麥芽糖	辣椒粉、苦椒醬*、黑胡椒、生薑、芥末、山葵、花椒	鹽、大醬、醬油、起司、魚蝦醬	蜂王乳
	水果	檸檬、李子、葡萄、蘋果、橘子、草莓、木瓜、櫻桃、柚子、梅子、鳳梨	杏子、銀杏、葡萄柚	紅棗、南瓜、柿子、韓國香瓜	水蜜桃、梨子	栗子、西瓜	香蕉
	根果類	花生、荏胡麻、芝麻、胡桃、松子	桔梗、羊乳*、葵花籽	地瓜、葛根	蔥、蒜、洋蔥、蘿蔔	山藥	馬鈴薯、橡實、芋頭、胡蘿蔔、筍
	飲料	柚子茶、梅子茶、檸檬汁、五味子茶、柳橙汁、花生茶、枳椇茶	綠茶、咖啡、紅茶、靈芝茶、雀舌茶、艾草茶、蒲公英茶	紅棗茶、食醋、枸杞茶、杜仲茶、蜂蜜茶、人蔘茶	生薑茶、水正果*、薏米茶、牛奶	豆漿、豆奶	柿子葉茶、優格、蘆薈、可可亞、普洱茶

✽ 苦椒醬：又稱紅辣椒醬，具有鮮味與辣味，顏色呈深紅色，是韓式拌飯與辣炒年糕主要使用的韓式醬料。

✽ 羊乳：桔梗科黨參屬的植物

✽ 水正果：又名柿餅汁，是一種韓國傳統茶。韓國人通常在飯後喝水正果來清新口氣，也有暖身和緩解宿醉的功效。

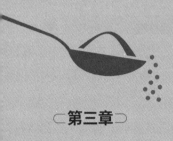

第三章

對任何科學根據都抱持著疑問吧：
我們不了解的統計學屬性

經「科學」驗證？

▲▲▲ 大部分的疾病都不知道原因

　　現在所實行的醫療方法中，背後並非全都是有科學研究背書的，其實大約只有 15 ～ 20% 有。現代醫學的治療都一直在改變，甚至有些早已截然不同，或是有很多還處於研究階段中，但是新的方式卻是不斷在推陳出新。即便研發出了新藥物或治療，通過動物實驗後，再進行人體臨床實驗，這期間也需要花費許多時間。在動物實驗中雖然沒什麼問題，但也很常發生用於人體上後，卻發生致命性的問題。

　　即便是標榜實證主義的現代醫學，大部分的疾病還是屬於「未知原因」，例如過敏、鼻炎、關節炎、癌症、高血壓和糖尿病等，全都無法得知發病的真正原因。不知道原因的話，那又怎麼能找出治療方法呢？由此可知，大部分的治療都是為了緩解或延緩症狀所做的對症治療。用血壓值劃分正常與不正常，如果達不到標準，就判定為異常。大多數人所服用的鼻炎藥，是透過榨乾水分的方式（抗組織胺）作用，並非只是讓鼻水停止，而是會連身體中其他的水分都一起被榨乾，會使皮膚進入極乾狀態，

造成皮膚發癢，或是眼睛乾燥，也可能引起唾液、消化液分泌不足等副作用。

但站在身體的立場上試想看看，為什麼身體要讓鼻子堵塞？為什麼要一直流鼻水？就會發現完全不同的方法。

也就是在毫無任何「科學舉證」及「科學證明」的程序下，人類生病時，卻會自己治療，自己找回健康的人生，不然人類說不定早就滅亡了。

科學舉證不是指發現新的事實，比起揭發還不知道的事實，更著重於輔證於某種事實，以此來獲得新的資訊。所以即便沒有科學舉證，也不會被認定是沒有根據或不具合理性。現在很多人會認為沒有理由一定要有舉證、不成經濟效益、舉證需要研究的對象範圍太廣大或所需時間太多等原因，所以愈來愈多人省略了這個過程。

醫療體系已然成了一個龐大的企業組織。企業化的醫療體系，不得不去重視效用與效率，所以對於不能賺錢的事物，也就沒必要特別浪費時間和金錢了。雖然藉由科學舉證，可以獲得很多資訊，但相對的也會產生許多花費，而通常能夠負擔得起這種費用的集團或個人，或是能夠決定是否要進行的集團，其背後都需要具有經濟或政治上的力量。

而從醫療產業的觀點看來，鹽根本毫無任何經濟效用，值得

需要花費時間去進行科學舉證。鹽的足跡遍佈各地，每個人都可以隨手取得，雖然有多種方式，將鹽進行加工，但以成分來說，共同點就是都有氯化鈉 NaCl。鹽並非在實驗室內製作出來，無法使用於自然物中，所以即使獲得許可用來作為新藥開發，也不可能獨占市場而創造龐大的利益，當然就沒必要去提出科學根據或舉證。

⚠ 「科學」根據真的科學嗎？

藉由鹽找回健康的人意外的多。在低鹽飲食的潮流之下，如果吃得比較鹹，就很容易被當成怪咖，甚至好像是邪教徒，被投以異樣眼光，所以通常都不會在外表現出來。每天攝取超過建議量好幾倍以上的鹽，不要說高血壓，反而還幫助血壓調節，連血糖數值都變好等等，不難聽到各式各樣的成功案例。雖然沒有特別這些數據資料進行數字化和統計化，但其實會多到非常嚇人。

也有人會問說「難道不是推廣某個特殊案例嗎？」或「沒有數據，不就沒有科學根據嗎？」

但當我們提到「科學根據」，就真的具有「科學性」嗎？如果仔細檢閱低鹽飲食研究中的那些根據，其背後根本不存在「科學發現」之類的強烈佐證，理論也不足，也沒有確切的研究結果，架構也很不清楚，大部分都只用統計數據羅列出來。食鹽攝取量的標準是個疑點，調查和研究方法中也出現很多問題。和食鹽相關的動物實驗中，會發現大部分的負面結果，都是因為一下

子對動物投入了過量的食鹽，而造成的人為上的誘發性結果。幾乎所有的動物實驗都是這樣，為了在短時間內獲得想要的結果，所實行的不合理設定。餵食了食鹽，卻限制水的攝取，也不是實驗室那種特殊狀況下，將這種不合理加入到現實的應用中。

　　許多時候，為了減少食品的毒性實驗時間，就會進行急性毒性試驗，以過量的方式使實驗對象的腎臟超過負荷。這就好像將致癌物質那樣，昭告於世界，引起世人的誤會。其實，利用超過正常使用量的數十倍進行實驗，被溶解的物質進入到腎臟被濃縮，就可能形成結石，因這樣的根據，也被認為在人體上會成為致命性的原因。急性毒性試驗→腎臟障礙，就是藉由這樣的過程得到結果的。如果調整用量，再次進行更精密的實驗，就能得到完全不同的結果，但因為在大家腦海中，已經對這個物質產生了既定的負面印象，就很難被改變。例如食品添加物的鹽、糖和MSG（味精），都是因為這樣的實驗，才被大眾厭惡，其中被攻擊最久的就是鹽。而動物的實驗結果是否真的能夠直接適用於人身上，這又是另外一個問題了，很常見的就是，在動物身上沒有產生問題，結果應用在人體上後就引起了強烈的副作用。

　　即使是透過流行病學調查的統計，大多還是無法明確驗證食鹽攝取與疾病間的相連性，因為從統計過程和方法開始就有很多問題。第一，實驗對象（樣本）的妥當性，樣本的年齡、地區、種族和飲食習慣等之間的偏差太大。第二，調查方式的侷限導致很難知道確切的鈉攝取量值。回想並記錄前一天吃的所有食物的 24 小時飲食回顧法，或是藉由排尿來推測鈉攝取量的分

析法，都是非常不確切的。第三，不考慮其他食物（能排出鈉的鉀攝取量）的攝取量或是水分攝取等其他變數。也沒有實行需要花費到天文數字費用的隨機、雙盲試驗和安慰劑對照等研究方法。樣本數量不足，或是研究時間太短，投入了大量的人力，卻都不考慮其他變數，許多人批評這樣的實驗結果可信度太低。

數據本身的可信度不高，卻又將這樣的數據統計數字化，所得到的結果真的能稱為科學根據嗎？然而，人們總是認為只要有統計和數字，就可以作為根據，錯認為是「具有科學性」和「受到證實」的事實。

在統計數值前，
為什麼我們變得渺小？

　　統計，根據意圖的不同是可能會被加工的。相同的情況下，想看的東西不同，也就會獲得不同的結果。我們最熟悉的科學方法論，是透過假設再以實驗獲得數據，最後才會得出結論。如果假設「食鹽攝取會誘發高血壓」，不就等於已經先立下結論了嗎？那麼所有的實驗和數據收集，都會朝著「驗證」這個結論的方向進行，因為需要製造出能奠定這個理論的強力後盾，透過計畫和研究，為了收集到需要的樣本去決定實驗對象，而這些樣本所得到的臨床實驗結果，最終卻反而變成了客觀性的證據。發表在有名的學會期刊上，作為討論主軸，那「假設」很快就會變成「既定事實」，如果再經由媒體報導，假設就會昇華成「經科學驗證過」和「全新被證明」的「科學根據」。

　　無論是實驗或統計，只憑藉著機率或推論，是無法當作科學性的根據。如果數字所呈現的數據能夠用來證明是屬於中立性與客觀性的事實，那就大錯特錯了。流行病學的調查或實驗，沒有任何一種是不預先設立結論，就這樣單純進行研究的。為了取得數字化的數據資料，會預先擬定「實驗計畫」，再進行「研究」。想要獲取心中希望的結果，就得「選擇」適合的樣本，進

行問卷調查和對比實驗，藉由這些資料蒐集得出統計。像這樣的實驗中，大部分都含有偏見的意味。

以食鹽攝取量和健康的相互關係為目的，所進行的研究結果，都是以人們為對象實行的流行病調查，根據樣本的不同也會獲得不同的結果。從樣本抽取、實驗和調查過程、問題的方向、其他變數的統計，與分析數據的過程等等，只要其中有一個地方產生變化，那後續甚至結果也都會完全不同，這就是統計，甚至有時候明明是相同的數據，也有可能產生不同的解釋。意圖凸顯某個部分，也會使某些部分遭到遺漏。

號稱是科學研究結果的統計，卻始終遺忘了個人的特殊性。機械式的平均值，雖然可以掌握某種趨勢，但以個人的角度看來，卻有很多無意義的部分。統計將生命現象過於大眾化。地域、種族、職業、生活習慣、身高體重和體質等，要考慮的因素實在太多，但要將所有因素都列入統計作業中，現實上是近乎不可能。

雖然我們認為沒什麼，但即使只是小變數的東西，都會大大改變研究結果。在統計資料中，有許多民意調查和消費習慣的分析，都有助於政策決定或商業活動。然而，如果是關於生命現象的統計，就有點不太一樣，只憑藉概率是無法成為任何答案的。

在某種研究結果當中，如果有 99% 會變好，但卻有 1% 會出現問題，假使這 1% 就發生在自己身上，對於自己來說不就是

100% 嗎？相反的，如果 99% 會變差，而只有 1% 會變好，這表示並不是所有數字都可以被忽略，應該去探究其中差異。某種治療方式，統計上有 60% 的機率能夠治癒，有 40% 無法，那還要選擇這個方法嗎？這不是要我們去看這 60% 的治療效果，而是對無法治癒的 40% 來說，這個治療方式的效果就是等於 0%。不該只看整體的統計數字，以個人的觀點來看，就只會有 100% 或 0% 這兩種結果。尤其是抗癌或是罕見疾病的治療，會有個人必須承擔的風險，接受化療後體力會急速下降並難以恢復，也有可能失去生命，沒有辦法不慎重，因為生命無法重來第二次。**生命的主人只有自己，僅此一次的人生是無法依靠概率的。**

每日建議的鈉攝取量，
真的值得建議嗎？

　　世界衛生組織制定的每日食鹽攝取量為 5 克（鈉含量 2 克），但真的適當嗎？這樣的每日攝取量被多方批評科學根據根本不夠充足。食鹽攝取建議量的研究，是建立在短期小規模的臨床實驗上，因此這樣的結果被認為還有討論的空間。2005 年的鈉減少指南，影響了許多組織，但其中就連美國國家醫學院 IOM（Institute of Medicine of National Academies）也在近期的研究中討論每日攝取 2300mg 以下是否有助於健康，提出了科學根據不足的書面報告資料（2014 年 5 月）。

　　關於食鹽每日的需要量，眾人意見紛紛。事實上，目前對於非洲和極地區域的人，抑或是以吃肉或吃菜為主的人，都極力提倡他們每天要攝取相同的食鹽量。但**因氣候和土質等自然環境，以及飲食上的不同，食鹽攝取量也應該不同**。在寒冷地區，因為不太流汗，就不用需要太多的鹽。而以魚類為主食的愛斯基摩人，因其含有大量的鹽分，所以也不必額外補充食鹽。相反的，居住於炎熱地區的人們，因汗水消耗很快，所以鹽分攝取也相對的多。居住在寒冷需要熱量地區的人們，自然會攝取比較多的脂肪。由此可見，依據居住區域的風土和生活方式，就要選擇自己

所需的，並且攝取到應有的量。在日本和葡萄牙的人民，由於居住地不同，也有人每天攝取 20～30 克以上的食鹽。

靠近北方的地方，因寒冷，飲食就比較偏向清淡，而接近南邊的因為炎熱，就必須吃得比較鹹。食鹽攝取也會因季節、天氣、地域、年齡和職業等等各種因素，而有各種不同，就像同家工廠出產的汽車，每天的燃油使用量也不同。

在這世界上不可能有一模一樣的身體，那怎麼能夠為全人類制定同一種標準，規定相同的每日攝取量呢？不要說個人了，至少根據地區、國家、種族或年齡，都需要各別的研究。以人為方式規定攝取量，也近乎不可能人人都達成，這樣是否真的健康也是個問題。

制定了許多被認為是標準或正常的數字，讓人們在對於各種數值感到悲喜交加的同時，對自己身體正在發生的事情也逐漸變得遲鈍。我們並非統計中那些無名無姓的男女，那麼被列入統計或圖表中的數十名甚至數萬名的男男女女們，究竟是誰呢？

美國、英國、白人和黑人，這些統計中出現的特定區域的部分男女，就可以代表我嗎？出生居住於炎熱潮濕的慶尚道，在汗蒸幕揮灑汗水的 40 歲的「他」，和居住於寒冷乾燥的靠北地區的 20 歲的「她」，難道每天應該要攝取相同量的鹽嗎？身體並不是訂下了「一天應該食用多少的鹽」的規矩，就會乖乖遵行的機器，也不是專家說這個不要吃，那個不要吃，就會被動遵守

的對象。活著的生命，會自己積極主動的去尋找並攝取所需的食物和分量。

韓國人都吃很鹹？
「韓國迷論」

　　有統計指出韓國人每日的食鹽攝取量為 12.5g（鈉 4.791mg），醫學界和營養專家宣稱這已大大超過建議量，並主張應要減少食鹽攝取量。跟其他國家的人比起來，難道真的有食用比較多嗎？這真的是個問題嗎？我想這值得好好思考一下。

　　韓國學術界認為想要探究 WHO 所制定的標準攝取量，是否適用於國內人民的研究是很難的，因為還需要針對國人的飲食方式進行各種調查和研究。就連國內的研究組織也指出，國內人民的鈉建議量，必須依照國民的飲食習慣和鈉需求量，去進行營養生理學和流行病學上的研究，也主張不只鈉，連同其他營養素的建議量都需要重新檢視。

　　如果單純比較 5 公克和 12 公克，那我們國家的人民確實是攝取了過多的食鹽。和以肉食為主的西方人不同，韓國人民至今還是以穀食和素食為主，如果是肉食，就能自然的攝取到肉類的鹽分，但選擇穀食和素食的人，如果還不額外攝取鹽分的話是不行的。我們基本上就是白飯、湯和泡菜，尤其韓國人特別喜歡的泡菜、醬菜和涼拌菜等，鉀含量其實不比鈉少。如果要比較這兩

者的均衡關係，就不該只看鈉含量，並宣稱為過度攝取。

雖然大家都說我們所喜愛的湯類和鍋類中，含有大量的鈉，但並不是這樣。喝湯的時候，因為是和水一起食用，鹽分其實已經溶於水中了。假設要探究這鹹水的濃度，其實經過水的稀釋後，鹽分濃度反而已經降低，所以單純只計算鈉含量是不對的。在 100 毫升與 1000 毫升的水中各加入 3 公克的鹽溶解，兩杯的濃度相差了十倍。鈉攝取元凶第一名的泡菜中，其實鉀含量也很高。鉀和鈉都是電解質的主要成分，兩者屬於互補關係。不將種族、風土或其他飲食習慣等列入考慮，只單純比較絕對值，是很有問題的。

不將這些食譜的差異性列入考量，就能適用於一樣的每日食鹽攝取量嗎？鈉攝取量的多或寡，是無法透過絕對值得知的。每天至少要喝 2 ～ 3 杯的咖啡，由於咖啡因的利尿作用，會排出大量的水分，因此鈉也會跟著排出。如果一天喝 5 ～ 6 杯的咖啡，卻限制了鈉的攝取量，那會變得如何呢？體內水分乾涸，將會呈現慢性脫水的狀態。

鈉能幫助身體水分的調節，因此食鹽攝取和水的攝取量有著密切的關聯。普遍都認為水喝得愈多對身體愈好，世界衛生組織建議每天應該要喝 2 公升以上，也就是 8 ～ 10 杯左右。那麼以此為根據，也應該要計算鹽分量才對，如果想要將電解質濃度調整至 0.9%，理論上應該要攝取 18 公克以上才對。10 公克的鹽溶於 2 公升的水中，濃度為 0.5%，那如果是 1 公升，就會是

1%。不去控制水的攝取量，只限制食鹽，實在很不合理。

制定了鹽的攝取量和水的建議量，可是卻沒人去討論那樣的數字是如何產生，只因為是經由世界衛生組織公布，就無條件盲目跟從，是很不妥當的事情。就連被證明具有抗癌效果的發酵食品，如果以鈉攝取的建議量標準來看，那全都屬於不健康的食品。泡菜、大醬和醬油全都是被認為是引起高血壓的凶手。湯類的話只能吃裡面的菜，不能喝湯，泡菜也只能吃一點，被調味過的雪濃湯*也不行，這些使用指南只令人覺得哭笑不得。

雖然我們自己認為韓國人的鈉攝取過多，但在國外卻有不同的反應。最近美國的醫療專家中，有愈來愈多學者開始主張應該中止低鹽飲食政策，並增加食鹽的攝取。美國心血管專家詹姆士·迪尼寇蘭托尼歐，研究發現食鹽攝取很多的韓國人，心血管疾病的發病率和死亡率反而很低，因此主張美國也應該停止低鹽飲食政策。

---

* 雪濃湯：使用牛腿骨熬製而成的湯。長時間熬製使骨頭中的味道滲出，並形成乳白湯色。一般只用蔥和鹽調味。

減少３克的鈉攝取量，每年就能減少３兆韓元的醫藥費？

時常看到報導說，減少鈉就能預防疾病，也可以減少醫藥費。那麼這種數字是怎麼計算出來的呢？韓國從 2012 年開始，正式揭開低鹽飲食論爭的序幕，同時也促進了政府政策的訂立。保健福祉部和食品醫藥品安全處於 2012 年 3 月成立了「減鈉運動總部」，政府、民間、學術界和媒體全都盛大參與並積極推動。而總部所公布的各種統計數字，也成為日後學術界和大眾媒體作為主張低鹽飲食的根據。另外，在各行政機關和學校也展開了低鹽飲食的宣傳，並實際開始實施低鹽的飲食方法。

最有名的口號便是「每天減少 3 克的鈉攝取量，每年就能減少 3 兆韓元的醫藥費」*。減鈉運動總部指出，國民每天的鈉攝取量（4878mg）不只是目前世界主要國家中最高的，還比 WHO 的攝取建議量（2000mg ／天）高出了 2.4 倍，再這樣下去將會為國民健康造成嚴重的危險，因此我們計畫積極推動鈉減少運

---

* 3 兆韓元約等於 7 千 6 百億新台幣，新台幣：韓元約為 1：40。

動（2012 二年 3 月 20 日）。而且宣稱因為鈉的過量攝取，造成腦中風、高血壓等心血管疾病，以及心臟疾病等的發病率上升。因此要是減少 3 公克（3000mg），就能減少 3 兆韓元的醫藥費，也可減少因死亡造成勞動力下降而產生的 10 兆社會費用。當時大部分的媒體，都將這個標題當作頭條新聞報導，這個數字到現在還是會透過不同的傳播媒介反覆出現，不知為何人民只要看到數字，就很容易被迷惑，覺得應該馬上開始實行。

減鈉政策的出現是因為認為食鹽攝取會造成高血壓、腦中風等心血管疾病發生，但過勞、運動不足、肥胖和高壓等會引發疾病的原因多得數不清。而且有很多研究結果顯示，食鹽攝取量對於高血壓根本影響不大，甚至也有研究表示食鹽攝取量降低後，反而使心臟病的發病機率上升。但即便如此，他們還是主張鈉攝取會引發和人體循環系統有關的高血壓等心血管疾病，或糖尿病、腦中風之類的慢性疾病，也會誘發胃癌和骨質疏鬆。尤其是四大慢性疾病的原因，被斷定為鈉過量攝取，因而計算出費用。

「減少 3 兆元的醫藥費」，這 3 兆的根據是什麼呢？即因鈉攝取而產生疾病後的診療費，以及後續保險公司所給付的醫療理賠，將其合計所推算出來的數字。而和 3 兆元醫藥費一起提及的 10 兆元，指的是因高血壓和腦中風「死亡」的情形下，所產生的勞動損失的社會成本。

如果持續攝取超過建議量以上的鈉，就會罹患高血壓或腦

中風，甚至因此喪命，這是非常不合理的邏輯。從 2012 年開始的減鈉運動，過了 6 年後來到 2018 年，高血壓、糖尿病、心臟疾病和腦血管疾病等四大慢性病患者，真的有比 2012 年還少嗎？根據保健研究院的統計，四大慢性病的患者反而增加，而且從 2013 年至 2016 年間，心血管藥品的銷售量也增加了。

▼ **國內每年心血管藥品的銷售額趨勢**

	2013	2014	2015	2016
銷售額	2 兆 9100 億	2 兆 9597 億	3 兆 478 億	3 兆 2753 億
損　益	—	＋ 497 億	＋ 881 億	＋ 2275 億

出處：韓國保健社會研究院 研究報告書

　　減少了鈉就真的能預防或治癒高血壓和腦中風等全部心血管疾病嗎？能夠將所有嫌疑，都歸咎於鈉身上的理論和根據實在太薄弱了。然而即便這因果關係再怎麼不明確，只要有了統計並數值化，就可以變成「科學根據」。實行於公共行政機關、學校和公司等團體供餐上，並且藉由大眾傳播，擴大食鹽恐懼，就又能製造出根據。

　　那有個問題！到底是如何調查出我們每個人的鈉攝取量呢？

　　真的非常好奇，超過世界衛生組織建議量 2 倍（超過 3 倍的食鹽標準）以上的攝取量，到底是怎麼調查得知的呢？要是每日攝取量測量本身有誤，那以世界衛生組生的建議量為主張的那些聲音，就必會失去可靠度。對於鈉攝取量的調查方式是否恰當，依舊存有許多爭議。

在國外每個國家都有不同的調查方法，透過 24 小時飲食回顧法與飲食日記記錄營養調查，或是 24 小時尿液收集、8 小時夜間尿液收集 Over-night urine 與單次尿液收集 Spot urine 等，檢測鈉的排泄量。而在韓國主要都是採 24 小時飲食回顧法法，也就是專門調查員在家庭訪查時，藉由詢問前天的飲食記錄，調查飲食的種類和攝取量，從吃什麼到吃多少，都要靠著「記憶」回答，不禁令人懷疑到底有多準確呢？要記得所有飲食種類和量就已經不簡單了，那透過這些記錄，又是如何知道裡面添加了多少的食鹽呢？

假使吃了泡菜鍋，要如何推測出泡菜鍋的鹽度呢？每個家庭和餐廳的泡菜鍋鹽度難道都一樣嗎？而且吃了多少的量，都會因為湯匙盛的次數，和湯碗大小而有所不同。實際上，如果藉由回憶法去分析計算鈉攝取量的正確性，可以發現 24 小時回憶法與鈉的排尿之間的相關性，結果顯示是相當低。也就是說要透過「回憶」的方式去回想前一天所攝取的所有食物，並準確計算出鈉的攝取量，是相當困難的一件事。

疾病管理總部為了彌補回憶法的侷限，加入了利用尿液來測量鈉含量的檢測方法，然而這個方法也有問題。這並不是在實驗室進行實驗，要收集一個人 24 小時內所有的尿液，是非常不簡單的事。即便全都收集到了，藉由尿液中的鈉排出量，真的就能夠推算出一個人的鈉攝取量嗎？因為攝取量和排出量並不是固定的比例。

即使攝取了大量的鈉，要是水分或鉀攝取更多，那有可能尿液中的鈉就不會多。水分攝取量不高時，鈉排出量就有可能增加，由此可見，從調查方法開始就看得出限制，如此取得的數據資料還能作為「科學根據」嗎？

千萬名高血壓患者，現代才有的鈉恐懼症

　　鹽會成為健康的敵人其中最大的理由是因為高血壓，說到鹽就會立刻想到高血壓，而相關的併發症，例如腦中風、心臟疾病和腎衰竭等就像相關搜索詞般自動出現。到醫院時都會先量血壓，血壓變成所有健康檢查中最重要的指標，而且不只醫院，就連文化中心、里民中心和地下鐵站等公共場所，現在都會備有血壓計，每個人都可以隨時檢測。家庭血壓計也變得相當普及，隨時就能測量，就連手機也出現很多可以即時監控健康數據的App。因為能夠隨時測量血壓，更能時常聽到關於高血壓的危險性，擔心和不安也隨之加劇。

　　因鈉和高血壓所延伸出的食鹽危險論，其負面效果最終造成大眾對健康的過度緊張、不安和恐懼。人們藉由號稱抵擋併發症的預防醫學，在預先除去危險因子，實施健康管理的名義之下，定期與醫生見面，其中最常聽到的理由之一就是高血壓。

⚠️ 正常血壓值就一定適用於所有年齡？

　　高血壓的診斷，是依據數字所定義的正常血壓值的標準而

有所不同。韓國的標準值為 120 ／ 80mmHg，但實際上這個數字是 20 歲族群的正常血壓，因此也出現了很多爭論，這樣的標準能夠適用於 60 和 70 歲族群的人嗎？年齡愈大，血管變得收縮，血流流動也逐漸變差，心臟使血壓上升，是為了輸送血液，因此血壓變高是一件很自然的事，那麼，想當然老年人便無法跟年輕人一樣適用這樣的數值。

日本的正常標準是 130 ／ 85mmHg，但有趣的是，日本在 1987 年的標準值是 180 ／ 100mmHg。每五年高血壓學會就會制定發表新的指標，每年數值竟持續下降。高血壓的標準值每每下降，病患人數就會遽增，日本於 1980 年代的病患數為 230 萬人左右，直至現在已達到 5500 萬名，足足成長了 20 倍。韓國人口共 5000 萬，其中就有 1000 萬名為高血壓患者。

血壓值每天都會在 30 ～ 40mmHg 左右隨時上下變動。隨著運動、吃飯或活動不同，會彈性調節血壓值。需要更多血液供給，或緊急輸送更多量時，血壓便會上升，或是身體某處毛細管阻塞造成循環不順，以及血液黏稠度上升造成血液流速減弱，在這些情況下血壓都會升高。當身體某處出現發炎反應，必須使血壓上升才能將大量血液輸送到那裡。而假使大腦某處血流不順時，就算要增加血的壓力，也一定要完成血液供給。以身體的角度來看，血壓會上升一定是有某種理由，但如果以藥物使血壓下降，那血壓就只能再升高。因為身體必須如此，才能將血液和氧氣輸送至需要的地方。

身體出現的各種反應，都是為了生存而出現的作用，因此只看高血壓這種最基本的現象，且追求數字下降就真的是我們所嚮往的方向嗎？

無法解決血壓上升的根本原因，只想著要降低血壓，可能會引發更嚴重的問題。手腳變得冰冷，感覺器官出現異常，血液流速緩慢的地方容易堆積廢物，更危險的是出現血管阻塞的腦梗塞。無條件降低血壓值就是好的嗎？血壓愈低愈好嗎？這些問題我想我們需要再好好思量。

🔺 高血壓，真的危險嗎？

來看看心臟、血管和腎臟的循環關係吧！靠著幫浦作用進行舒張與收縮的心臟，運輸血液的血管，以及能夠過濾血液的腎臟，都受到血壓的影響。當幫浦出現異常，或是血管收縮時，血壓可能會上升。血管內的物質如果使血液黏稠度升高，造成血液混濁，也會使壓力升高。這時，如果不解決最根本的問題，卻服用血壓藥，雖然可能會暫時降低血壓，但時間一久，就有可能出現先前擔憂的併發症。

如果長期服用血壓藥，可能會產生血液供給問題，也會影響身體器官的血液供給無法順暢，使我們陷入更嚴重的危險中，也就是說會使最需要血液的腎臟和大腦出現問題。血液量減少，血壓下降，使流動無法順暢，就可能造成腎功能出現嚴重異常或引發腦梗塞，痴呆症發病率也因此上升。

許多人因服用血壓藥而引發各種副作用，血壓藥主要靠著三種方式使血壓降低。第一，藉由心臟肌肉細胞或血管肌肉細胞的收縮，阻斷鉀的移動，使心臟無法用力。如果心臟無法出力，血液不足的器官和細胞就無法正常運作，還可能造成陽痿等負面效果。第二，血管收縮力下降，以人為的方式使其擴張，因此有許多人出現無力、精神不濟或呼吸困難等反應。第三，就是利尿劑，將身體的水分排出，以此降低血液量，然而引發的就是嚴重的脫水問題。一旦血液量降低，營養和氧氣的供給也隨之降低，甚至連微血管和四肢末端的血液供給也受到阻礙。影響了需要氧氣供給的大腦，就可能出現記憶力退化和失智等症狀。水分不足，血液的黏稠度就會變高，而使微血管阻塞，出現麻痺或寒冷等症狀，腦梗塞的機率也大大提升。比起急於調整數字，解決血壓上升的根本原因才是最重要的事。

　　美國心臟學會指出，服用血壓藥的人比沒有服用的人，高出 60% 機率會引發心臟病。大部分都普遍認為服用血壓藥並不會引起腦中風或罹患失智症，其實並非如此，血壓藥最大的副作用即是失智、中風和腦梗塞。在日本有研究結果顯示，長期服用高血壓藥，會增加失智症的發病率。而在韓國，根據統計廳分析死亡原因的數據顯示，腦血管疾病中，血管阻塞的腦梗塞比率比腦血管破裂的腦出血還要高。

自我調節機制

　　人體需要鹽是不爭的事實，但卻認為攝取量太多是個問題。但是，要攝取過量的鹽其實並不容易，有人因服藥而死，卻從來沒聽過有人吃鹽而死。要是攝取超過所需，自然就會引起嘔吐或腹瀉。出現積食或想吐出什麼時，就會利用鹽巴水，因為將「東西推出」也是鹽巴的屬性之一。

　　食鹽的致死量為 300 公克左右，但這並不是一次就能食用的量。既然不是強制性注入於血管，那會因為吃鹽就發生問題的事是很少見的。支持低鹽飲食的人，卻主張不是因為一次食用，而是每天都吃一點吃一點，才會造成中毒的危險，那都是因為他們不了解身體自身的調節能力才會這樣說，如果體內鹽分過多，身體自然會有可以幫助排出的調節系統。

　　並不是吃多少東西，就會累積多少在體內，排出量其實不比攝取量少。平均每天都會排出 10.5 克的鹽分，所以攝取量增加，排出量也會增加。而且這也不是在實驗室內統計得出的結果，我們也不可能只吃鹽就能活。人們攝取鹽分的同時，也會攝取糖分及水分。我們也會食用白飯、水果、蔬菜、咖啡和飲料等，不

可能只有鹽。身體鹽分如果過多，自然就會尋找能夠中和的其他味道，促使體內的礦物質和電解質離子間的平衡。

　　食鹽的攝取和排出會自動調節。身體細胞膜內帶有數萬個鈉鉀幫浦，藉由這幫浦，3 個鈉離子離開細胞膜，而 2 個鉀離子則會進入，這樣的交換方式，就能將體液內的氧氣和營養進行輸送供給。細胞內會維持 150mM 的鉀和 15mM 的鈉，而細胞外則是 150mM 的鈉和 5mM 的鉀。這種轉化陽離子幫浦的能量，在細胞的粒線體內就是葡萄糖和氧氣所製成的 ATP。體液內的鈉離子和鉀離子達到平衡時，多餘的鈉離子便會透過尿液排出。

　　我們的身體能自動排除攝取過多的鹽，超過需要量的水或鹽，經由腎臟過濾就會迅速排出體外。腎臟的絲球體每天大約會

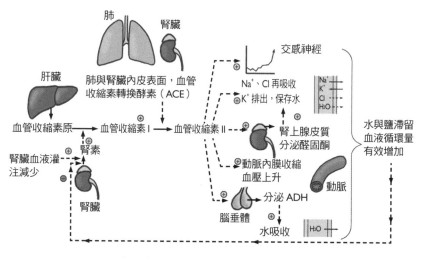

▲ 腎素 - 血管收縮素 - 醛固酮系統 RAAS

過濾 180L 的血漿（血液中的水分），透過這種方式就能調節體液和排出代謝物。

　　腎臟不只能將攝取過多的鈉全數排出，要是呈現不足的狀態，也會促使身體再次去吸收 99% 以上的鈉，這是為了確保，補充損失的食鹽時，即便攝取了過量的鹽也沒關係，因為我們並無法得知影響滲透壓的電解質，是否不足或平衡早受破壞。因此在脊椎動物的進化過程中，為了維持細胞外液中的鈉含量，創造出了精密且複雜的滲透壓控制器，即腎素 - 血管收縮素 - 醛固酮系統 RAAS（Renin-Angiotensin-Aldosterone System）。那麼不只人類，所有動物即使攝取過多的水或鹽，都可以透過尿液排出。

比血壓值更重要的問題

　　關於究竟是否要將高血壓當作疾病的問題，可以從很多面向來探討。在醫界也愈來愈多人對此提出最根本的問題。每個人的固定血壓值都不同，雖然可以計算出平均值，但卻不能用來規定成一種標準或正常值。年齡漸增，身體逐漸老化，血管也會逐漸變細且硬化，在這種狀態下，假使要繼續供給營養和氧氣至身體每處，就必須使血壓上升。這是高齡者的血壓為了維持生命，單方面自然產生的反應。

　　這時候如果人為的迫使血壓下降，腦細胞或末端血管的血液供給無法進行，便會出現暈眩或麻痺症狀。平常身體都是在「正常壓力」下，為身體供給充分的血液，但此時如果出現問題，正常的血壓已無法再提供充足的血液，為了維持基礎的血液循環，壓力便必須要稍許提升，由此可知，身體會自己設定適合身體生存的血壓。**高血壓並非自身的疾病，應該說是「人體為了維持基礎血液循環，所展現出來的恆定性」**反應。

　　日本東海大學醫學系大櫛陽一教授，根據針對福島郡山市中的 4 萬名男女，比較其健康檢查研究數據後的研究結果發現，

服用血壓藥的人比沒服用的人，高出兩倍以上的機率會誘發腦梗塞。現任醫生的松本光正，在自己的著作中提及，依照他 40 年來診治過的 10 萬名以上的患者，主張高血壓並非一種疾病，應該捨棄藥物，改正生活習慣才對。

　　腦梗塞屬於腦中風類型之一，血管阻塞的腦梗塞比率增加，在日本從 1990 年代中期開始，就達到了 70 ～ 80%，至今為止腦梗塞的比例還是占絕大多數。為了阻止血栓會堵塞血管，身體會使血壓上升，這時如果服用血壓藥，血流就會下降，反而會增加腦梗塞的可能性。根據日本 2006 年統計，腦中風的類型中，腦血管破裂的腦出血只占了 10%，而腦梗塞則相對多數（84%）。有醫生警告若使用血壓藥，降低了血液供給，流往大腦的血流便會減少，大腦組織就有可能損傷或產生痴呆。擁有 40 年從醫經驗的近藤誠醫生提到：「沒有任何數據能夠證明，降低血壓就能降低死亡率，或是減少心臟病及腦中風等疾病。」

　　高血壓藥中最常使用的為鈣離子拮抗劑，能夠擴張末梢血管，使血壓下降，但會使心臟肌肉惡化，可能進而引起心臟衰竭。假使細胞的鈣離子通道遭到堵塞，免疫細胞的機能無法正常運作，就會增加癌的發病率。任何的血壓藥只要長期服用，就無法避免其副作用。降低血壓的話，會使流向大腦的血流減少，但高血壓卻是會將不正常的狀態轉變成正常的，是一種尋找平衡的過程，因此不能將高血壓視為疾病看待。

　　韓國醫哲學會中，透過名為〈高血壓的醫哲學反省〉的論

文，對於是否要將高血壓視為一種疾病，提出了根本問題。因此接著會一起提及到，關於高血壓不能被視為疾病的理由。第一，血壓每天都隨時都在變化，走路、跑步或休息時都完全不一樣，在一天之中大約在 30 ～ 50mmHg 間上下變化。甚至有些人覺得明明沒事，但去醫院時血壓竟然上升，在特定時間所測量的血壓值，就能作為疾病徵兆的判斷嗎？第二，測量血壓本身就有很多錯誤，要精準的測量出來比想像中還難。我們身體的血壓各自也有所差異，不只左右不同，依照每個測量的部位也會出現不同的值。其實當某處受傷時，該處血壓值會特別升高。第三，有問題的不是高血壓，更危險的是併發症，所以應該找出原因，避免產生併發症。然而現代醫學中的高血壓治療方式中，除了降壓劑外，幾乎沒有其他方法。

高血壓中具代表性的併發症有腎臟衰竭及心臟疾病，腎功能下降，血液變得汙濁，為了推動這種黏度高的血液，壓力上升時，不該用藥物去調節血壓值，應該設法強壯腎臟，增強血液淨化能力，才是正確的方向。

不該讓數字影響情緒，我們應該思考什麼是高血壓？ 身體又為何會產生高血壓呢？ 被視為鈉恐懼與食鹽限制論根本的「高血壓」，我們需要根本性的觀點轉換。因此，什麼會被當作疾病，健康究竟又是什麼，也需要有根本性的思維方式，而這樣的變化已經開始發生了。

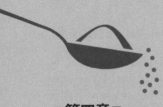

第四章

鹽是怎麼變成大家的敵人？：
對於鹽的致命誤解

害怕鹽的第一個世代

不只醫界和學術界，所有媒體都總動員，跳出來警告關於鈉的攝取。甚至連政府機構都站出來宣導低鹽飲食，大家應該都認為這是因為有科學根據才會這樣說吧。然而，幾乎很難找到相對的理論根據。動物實驗中，白老鼠的血液鹽度為 0.3%，我們卻用人類的標準看待，並注入了數十倍的食鹽，那所得到的結果真的能適用於人嗎？以人為對象所進行的流行病學調查，其調查方式問題很多，而且沒考慮到其他變數這點，也廣受批評。對於一個血壓正常的人來說，食鹽攝取量增加，根本不會對血壓有什麼太大的影響。

根據眾多研究結果看來，可分為鹽敏感性與抗鹽性兩大類，雖然食鹽的攝取有時會讓血壓上升，但也有很多人一點影響也沒有。**最近的研究結果顯示，有一半人會因為食鹽攝取造成血壓升高，但有另一半是即便減少攝取量，血壓也毫無變化。**

美國美食評論家，Jeffrey Steingarten 稱現在的世代是「世界被創造後，第一個如此懼怕鹽巴的第一個世代」，並且批判大眾對於食鹽的過度擔憂。他也提及，為了找出美國公共衛生局討厭

食鹽的理由，他隨心所欲的吃，在過去 10 年間翻閱了各種食鹽與高血壓的相關醫學研究，卻都沒找到強而有力的根據，認為現在應該是顛覆大眾印象的時候了。其實，就算不是因為他的主張，任何人只要有去好好了解鹽，探究鹽和健康的相關研究，便能得到相同的結論。

最初將鹽和高血壓扯上關係時，大部分的學者其實更關注氯離子，而非鈉。在 1940 年代，減少食鹽攝取時，對於出現的正面結果，所立下的結論為「因為在病床上太久，就會逐漸擁有醫學觀點」，因此人們對鹽愈來愈不在乎。當時引用科學根據所進行的實驗，有很多也廣受批評與屏棄。

1945 年的「William Kempner 實驗」就是其中案例之一。為了證明高血壓是因為鈉的關係，限制了 500 名患者的蛋白質、脂肪、食鹽和水等攝取，並只以鉀含量高的蔬菜和水果為主食進行治療。Kempner 事後宣稱這樣的治療方式，使患者的病情好轉，但之後許多患者卻死亡並且病情惡化，有一半以上的人否定這樣的療程。

鹽和高血壓的相關研究中，有一個 Lewis Dahl 的實驗。他是第一位公開指出食鹽是引起高血壓的人，在 1950 年代藉由餵食白老鼠食鹽的方式，研究高血壓如何變化。雖然發表了誘發高血壓的實驗結果，但也讓大眾知道了，實驗中白老鼠所食用的鹽量，是美國人所攝取的 50 倍，也直接點出了這個實驗本身的問題。

此後，國內外的實驗中，都是用了超過人體標準的數十倍量去進行，甚至還會限制水分攝取，或是讓實驗體無法排泄等，造成許多實驗設定上的問題。即便實驗過程沒有任何問題，但人類才有的高血壓，藉由動物實驗來理解是正確的嗎？那樣的結果真的可以適用於人身上嗎？這是值得反思的問題。

　　除了先前提到的，還有許多爭議，然而這樣的動物實驗研究，在 1970 年代因國家健康機構干涉之下，造就了勸諫食鹽攝取限制的科學背景。從那時開始，美國利用政治力量正式介入鈉攝取量的限制。

高血壓是「發明」
還是「發現」？

　　許多研究被證實為科學事實，但如果出現能夠反證的新研究結果，那就隨時能夠被推翻，是屬於保存期限短的知識。研究和實驗體之間本就存在著許多錯誤，大部分都是建立在推測上，很多根本沒考慮到飲食習慣和肥胖等社會因素，或是遺傳性因素，就算直接忽略也沒關係。關於鹽的那些批判，其實與現代醫學的歷史有著很深的淵源。尤其是「高血壓的發現」在現代醫學史上，有不少值得注意的事件。

　　究竟是否要將高血壓當作疾病看待，並且是否該強制控制，對此展開了長久的爭論，而在 1954 年英國醫生 George Pickering 在這場爭論中贏得勝利，他得出結論：即便是正常人，只要血壓偏高，站在預防醫學的角度看來，就應該服用血壓藥。在那之前，醫界會劃分患者和正常人，醫生只要負責治療病人即可，但是，自從標準血壓值問世後，雖然沒有其他症狀，但只要血壓超出平均值，就一定要開始服藥。因此本來健康無虞的數千萬美國人突然間都變成了高血壓患者，一輩子都必須吃藥度過。日後，Pickering 的勝利也成為了製藥公司的後盾，到目前為止，高血壓藥被稱為金雞母，是全世界暢銷藥品中的其中一種。

由此可知，低鹽飲食政策不單單只是因為食鹽本身的問題那麼簡單。科學和醫學終究是社會的一部份，是無法跳脫社會脈絡單獨存在。關於食鹽有害性的實驗與研究結果，雖經「科學」證明，但除了本身就存有許多問題外，也早已增加了許多反論，只是鮮為人知罷了。

　　1988 年的大規模研究「Intersalt Study」也是其中之一。此研究否定食鹽與血壓的相關性，並以大範圍的流行疾病調查聞名，起因於食鹽抑制論的觀點。32 個國家，52 個地區，20 ～ 59 歲男女，共 10079 名為對象研究的結果，經過 48 個中心分析，找不到食鹽攝取和血壓變化間任何因果關係的線索。甚至有些結果顯示，食鹽攝取量高的地區反而還使血壓降低，那麼必須提出相關報告，告訴大家食鹽攝取和高血壓之間的相互關係是非常微弱的。

　　同年，在《British Medical Journal》上發表了一篇論文，內容中提及了鹽對高血壓的影響相當低。從 Lewis Dahl 實驗到 Intersalt 的研究結果，以及食鹽攝取與血壓間的關係之爭論與研究，就可以得知降低攝取量就會降低血壓的根據，實在非常少。而且，降低攝取量後的安全性尚未獲得證實，強調對於攝取過低的危險性更是應該再三考量。

　　主張低鹽飲食的人表示，鹽吃得愈少愈好，只需要最小量的鹽量，便可以維持生命機能。同時，也提出因為這樣，所以在尚未文明化的原始部落中，才不會罹患慢性疾病，所以應該降低攝

取量。但在這邊有個很重要的漏洞，那就是雖然他們並沒有慢性疾病，但是平均壽命卻是 30 ～ 40 歲左右，相當短暫。很多情況是，高血壓類的心血管疾病，以及糖尿病之類的慢性疾病會隨著老化一起出現，而他們在慢性疾病出現之前，早已在年輕的歲數裡死去。

　　人類祖先的食鹽攝取量被推測為大約是 2.5 公克，這是根據薩恩族、愛斯基摩人和亞諾瑪米族等原始部落的每日平均攝取量而來。尤其是居住於亞馬遜印地安部落的亞諾瑪米族，每天平均只有 0.25 公克，根本近乎無鹽，平均血壓只有 95 ／ 57mmHg，十分異常。這種原始部落不止食鹽攝取量低，就連飲食生活、自然環境等全方面都與現代人有著天壤之別。亞諾瑪米族整天在熱帶雨林中勞動身體，雖然不知道他們是否患有慢性疾病，但因為本身殘忍又好戰的性格，全族一半的人口幾乎都在實行暴力和殺戮，展開掠殺戰爭，壽命並不長，反而不是因為鹽分攝取不足，是行動過於慘忍野蠻。

　　而不特別攝取食鹽的愛斯基摩人也以無高血壓聞名，但平均壽命不超過 40 幾歲，幾乎都在罹患高血壓之前就已死亡。相反的，以攝取大量食鹽廣為人知的德國（每日 25g）和日本，在這些國家的長壽居民地區中，所攝取的量，皆超過世界衛生組織標準的 5 ～ 6 倍，卻相對健康長壽的活著。

簡單又聳動的反覆宣導

　　三天兩頭總是會出現新的健康資訊，食品當中有被讚揚為靈丹妙藥的，也有被指責是萬病根源的，而食鹽、砂糖和脂肪就是後者的代表，其中食鹽在過去數十年來成為主要攻擊對象。相關節目從標題就相當具有刺激性。無聲的殺手、鈉中毒、害我身體完蛋的、死亡的刻畫者、白色恐怖、餐桌上的戰爭等，只看這些標題就可以聯想到是什麼內容。

　　然而，和這些令人驚悚的標題不同，看了實際內容後，常常讓人忍不住發笑。最常見的就是透過一兩名實驗者的案例就一般化大眾，對比的對象也不適合，有失偏頗的地方特別多。**若是想讓大家知道「鈉的攝取是文明病」的根源，就應該在所有條件都相同的狀態下，只有鈉攝取量不同，才能比較出差異，也才具有可信度**，然而大部分的節目都不遵守這基本規則。為了將「低鹽飲食才是健康飲食」的觀念在大眾心中根深蒂固，低鹽菜單通常會用有機蔬菜和水果製作，而鹽則藉由圖示化，例如肉食、加工食品和速食食物，並聯想成過食或暴食造成肥胖等印象。

　　在某電視節目中，以〈沉默的殺手，鹽〉為題，進行了樣

本實驗。實驗對象為一位 30 多歲的職場男性，平常主要以火腿、五花肉和加工食品等肉食為主，因而體重過重。實驗前血壓為 174mmHg，兩個星期間採用了低鹽飲食，血壓值竟降到了137mmHg，節目宣佈血壓和其他健康指標都變好，這都是因為低鹽飲食的功勞。

如果單看數據好像是這樣沒錯，但仔細再看看內容就會發現其實不全然。要讓大眾知道低鹽飲食可以使血壓降低，其他條件也應該要相同，只改變鹽分的攝取量。也就是說，相同的生活方式，相同的食物，只調整鹽巴的量，才能夠進行比較。然而，實驗中的這位男性，主食從加工食品和肉類轉變為蔬菜，這是完全不同的類型，攝取量也漸少，並不是在相同的飲食中只減少鹽分，而是改變成不同的飲食種類，食量也大幅度下降。況且，原本毫無運動習慣的人，突然間要他每天固定運動一小時。如此，我們能夠說他血壓下降是因為低鹽飲食嗎？還是因為運動？或是因為節食呢？

在公共電視台中有名的某健康節目，也出現了類似的狀況。職業、年齡與生活習慣，完全不同的兩位 20 多歲和 40 多歲男性，被當作比較的對象，即使是相同的職業類別，相似的生活習慣，也一定有不同的地方，更何況是兩位天差地別的人，這樣的比較真的恰當嗎？

20 多歲的這位男性，身為健身教練，平常即保有固定的運動習慣，並過著規律的生活。而另一位 40 多歲的，經營照相館，

幾乎每天工作到很晚，三餐時間不固定，時常訂購外送食物，並且吃得很快，因為生活不規律，也沒有時間可以運動。在這個案例裡，只透過兩位所食用的飲食中，比較其中的鈉含量，再以血壓為首，比較其他各種健康數值。40多歲的血壓偏高，而另一位則正常。這麼不合理的條件下，大家應該早就知道答案了吧！早就預設好，就等你說罷了。「鈉是不好的，吃太鹹會得高血壓，想要健康就應該吃低鹽飲食。」

這跟報導客觀性事實的媒體狀況也很相似。醫學相關的新聞，大多都是以一般民眾為對象，可以預料得到這會有某種程度的簡單化。忽略了前因後果，只以數字定論，或是常常無法提出確切的資料根據。

我們可以常常看到新聞說：「吃太鹹，罹患胃癌的機率會高出 2.5 倍」、「減少 5 克的鈉，就能延長 10 年的壽命」或「減少 3 克的鈉，每年就能減少 3 兆元的醫藥費」等類似的內容。在稍縱即逝的新聞節目中，想要快速抓住觀眾的目光，標題就得特別聳動。

「鈉，肥胖的敵人」、「吃太鹹，骨質會流失」、「吃太鹹，肝就慘了」等等，光看標題就覺得嚇人。比起這些刺激性標題，報導內容雖然相對平淡，但就像被公認的事實，會藉由媒體反覆報導再製。論文的實際內容，以及數據裡的理論根據，就算再怎麼不合理，也不重要了。

有些新聞報導還會說：「吃太鹹的話，罹患白內障的機率會上升。」之類的，簡直是荒唐至極。但一般人看到這種標題，就會自然產生原來吃太鹹，連白內障都有可能會發生的想法，然而如果實際閱讀內容，就會發現並不是這樣。以四個群體為例，排行最上的和下面的只相差 1.1 倍，也就表示吃得很鹹的群體，跟吃得很淡的之間只有差異 1.1 倍，那幾乎沒什麼分別。那再看一次這個新聞標題，要如何斷定吃太鹹就會罹患白內障呢？（韓聯社，2015 年 9 月 2 日）

食鹽恐懼症並非只存於教育節目或新聞報導中，連續劇或綜藝節目也無法例外。雖不是利用文字直接傳達，但會藉由連續劇台詞或綜藝節目中的字幕，不知不覺的出現，讓觀眾自然的對鹽產生不好的印象。

減鈉運動總部不只運用新聞報社，也經由大眾傳播、公共行政機關，以及生活的各方面，盛大展開宣導活動。在時事教育、資訊、綜藝與連續劇等各類型電視節目，以及廣播、網路、SNS、公車或地鐵廣告全部都看得到。鈉恐懼比我們想像中還要恐怖，它滲入了生活中的每一處，不斷反覆製造負面印象，想消除這些誤解變得很不容易，這根本可以稱得上是洗腦。

你相信數字嗎？

　　我們每天都會從新聞或網路上接觸到無數的數字，不動產價格、利率、股價或失業率等，大部分資訊都是藉由數字來獲得。由於太過習慣數字化的資訊，只要沒有數字，就很難掌握內容重點。太過在意食譜中標示出的水量、鹽量等數字，反而對真正的味道感到遲鈍。普遍都會認為數字化的資訊，才能顯示出客觀性的事實，但其實也不過是自我捏造出來的東西罷了。雖然我不知道有了數字，會不會比較容易理解，可是就算稍稍被進行竄改，也很難察覺吧。

⛰ 統計的假象和謬誤

　　想要徹底理解統計，內容雖然重要，然而，是誰製作出來，又為什麼要製作，這些也必須一起了解。想要產生數據資料得承擔不少的費用，所以製作統計時必定有種目的，所以對所有統計，都先抱持著懷疑吧！就連出自於國家機關的統計資料也不例外，**尤其是針對特定利害當事者所發佈的，更要持有懷疑的態度，而醫學相關的統計，很多背後都有製藥公司的支援**。對於統計學毫無認知的民眾，覺得這跟自己本身的智商毫無相關，

很容易就會被這種意圖性錯誤分析的統計給欺騙。統計與機率的問題是，很多時候人們的常識和直覺根本起不了作用。

仁荷大學黃勝植教授，最近在首爾大學醫學院演講時，發表了在美國和德國的醫院裡，他所搜集的，因不了解統計思路所發生的故事和意外。

其中一個狀況是，外國醫院在進行健康檢查時，會宣揚「只要做了乳房 X 光攝影，就能減少 25% 的乳癌死亡人數」，大部分看到這個數字時，會認為 100 名女性中，可以減少 25 名以上的因乳癌死亡的人，然而這個統計其實只有錯誤，實際上死亡率不過才減少 0.1%，那這 0.1% 是怎麼搖身一變成了 25% 呢？在德國調查了 28 萬名女性，沒有做過乳房攝影的每 1000 名女性中，就有 4 名死於乳癌，而拍攝過的每 1000 名中，死亡人數僅有 3 人。乳房光攝影讓 4 名乳癌死亡者降到 3 名，四分之一也就是 25%，所以才會主張有 25% 的預防效果，這就是完美的統計謬誤。每 1000 名只有 1 人能夠因乳房攝影預防乳癌，那應該是 0.1% 才對，而非 25%。

黃教授說道，很多醫生因為對統計有種無知的盲從，很常搞不懂各種疾病統計的真正意義。不要只單純比較統計的數字，應該要去理解所有思路和內容。

⚠️ 無窮無盡的數據操作

醫生會根據各種統計或數據而決定處方或診斷，然而其中大部分的數據都出自有製藥公司支持的學會或研究機構。經由實驗或研究所獲得的數據作業，都需要花費龐大的費用，無法不受資本的影響，為了有助於提供經費的集團利益，結果必需被製造。例如曾經轟動世界的黃禹錫博士的幹細胞事件＊，以及造成數百名人死亡的加濕器殺菌劑事件等＊，數據操作的事件層出不窮。

2013 年在日本，發生了一件討論度相當高的高血壓數值相關調查事件，即 4 所醫學院和諾華製藥公司一起聯合操弄了血壓藥數據。在日本非常暢銷的血壓藥 Valsartan，被揭發數據論文遭到作假，且該研究團隊還接受了製藥公司的金援。雖然日本高血壓學會否認數據有造假，然而 2014 年厚生勞動省向東京地檢署告發了諾華製藥違法藥事法。該公司在 2004 年提供了鉅額的贊助給制定高血壓指南的全部委員，而立定高血壓與高膽固醇指導方針的醫生們，其中有 90% 的人接受了製藥公司的資金援助，才得以完成論文。

＊ 編註：2004 年黃禹錫博士所領導的研究團隊發表論文，宣布成功複製人類胚胎幹細胞，但是隔年年底，被揭露其幹細胞學術數據造假，同時也有涉嫌侵吞經費、違反倫理等醜聞傳出並被起訴。

＊ 編註： 2011 年，韓國有兩百多人（多為孕婦和孩童）死於肺病，後來政府證實大部分死者死因與殺菌劑有關，殺菌劑內含一種對人體有害的化學物質。加濕器在韓國的應用非常廣泛，為了加濕時同時殺菌，許多韓國家庭在加濕的時候都會在清水中放入清潔殺菌劑。

在「科學數據」的名字背後，雖然有著華麗的統計數字，其實也只是一種假說和推論，只代表機率罷了。為了目的，意圖證明某部分，不管什麼樣的數字都可以被進行加工。一旦想要凸顯某種東西，就會策劃研究方式，預選樣本類型，那在取得數據的過程中，數字一定會被改變。

接受製藥公司與大企業贊助的大學和研究所，提出符合委託人口味的研究結果，是顯而易見的事實。每次一爆發造假醜聞、研究舞弊或無稽實驗等事件，人們才會再次醒悟，才知道不該被數字騙了，不該相信數字。

是時候結束
與鹽之間的戰爭了

　　過去對鹽的批判意識，可以感覺到現在正在一點一滴慢慢改變中。最近開始出現某些研究結果的報導，告訴大眾低鹽飲食並非無條件就是好的。雖然韓國是最近才開始，但美國和歐洲為首的其他國家，早已有人開始擔憂食鹽限制論。有愈來愈多的醫學專家與學者，主張低鹽飲食政策對健康全然毫無助益，甚至會造成危險。人為的去限制食鹽攝取量，相當不符合科學，現實中主張不可能的一方也開始受到大家的支持。不斷強調食鹽的危險性，最後，連真正需要鹽分的人，都無法充分攝取，反而危害了健康，因此現在已有愈來愈多人希望終止低鹽飲食政策。

　　「維他命 C 缺乏只會引發某些特定疾病，但鹽分缺乏卻會威脅到生命。日本人的高血壓有 90% 以上和鹽無關，而是出自腎臟、荷爾蒙、血管及血液的問題。對大部分的日本人來說，鹽分減量是無意義的事，反而還可能提高影響健康的危險性。」這是出自獲頒美國心臟協會和高血壓協會最高榮譽千葉獎的青木久三博士所說的話。來自日本、美國與歐洲的醫生、營養學者和健康專欄作家中，也有許多人對低鹽飲食發出警告，就連韓國也有愈來愈多中西醫的醫生藉由部落格或書籍，強調食鹽的必須性。

在國外眾多媒體與研究中，不難看到宣揚應該立即停止毫無科學根據的低鹽飲食政策。美國醫療研究院 IOM 對外發表「每天鹽分攝取量 5.8 公克以下」的指標是毫無根據的前提下所制定的。IOM 專門委員會，在探討近期有關鹽分攝取量和健康問題的研究後，認為鹽分攝取量推測法有它的極限，也指出實證案例不足等問題點。另外，對於美國心臟協所提出的建議案，即限制特殊疾病的患者，每天只能攝取 3.7 公克以下的鹽，也表達了否定且引起了爭議。

目前，愈來愈多的研究顯示，低鹽飲食反而會使心血管疾病惡化，甚至提升死亡率，無疑增添了反對者的力量。英國權威醫學期刊《Lancet》最新一期中，刊登了一項研究結果，裡面提及英國研究團隊走訪了 49 個國家，研究分析 13 萬人的食鹽攝取量和死亡間的關聯性，發現攝取少的人身體反而比較不好。論文作者 Andrew Mente 博士強調，鈉攝取量減少，相對的血壓也會降低，但反而會產生更嚴重的負面效果，因此重點不在於減鹽降血壓，而是要看健康是否有變好。

近來有研究發現，會造成高血壓還有體重增加或肥胖等原因。高血壓雖是疾病的危險因子之一，但也有人主張不能因此就認定高血壓一定會引發疾病，沒有證據顯示高血壓對所有心臟疾病和腦中風死亡率有直接性的影響。年齡增長，血壓在某種程度上一定會有所上升，這是一種自然現象，但介助人為力量去降低，反而會變得更加危險，如今這樣的看法逐漸受到大眾的認同。

即使血壓高，還是有許多人依然健康有活力的生活著，每個人都有自己固定的血壓值。訂立了所謂的正常血壓，超過此範圍的所有狀況，都以不正常看待，不斷聽人說著各種併發症案例，只會使自己對於疾病的恐懼加深加劇。看了這些高血壓和鹽攝取的相關研究結果，應該就可以發覺自己對於鹽和人體間的關係曾經造成多大的誤解。

先前曾提及關於缺乏鹽巴時會產生的危險，對此也有許多研究結果發出了警訊。被認定為心血管疾病主因的鹽，反而能降低心臟病的危險，不少研究顯示鹽巴不足時，會提升心臟麻痺或心臟疾病的死亡率。另有研究指出，低鹽飲食對心臟病、腦中風及高血壓無益，相反的還會提高心臟病患者死亡機率。**而高血壓患者中，攝取低量鹽巴的人與攝取多量的人相比，引發心臟麻痺的機率多出了四倍。**

鹽巴不足，就無法將體內的脂肪向外排出，造成三酸甘油酯累積及脂蛋白沉澱，就可能導致高脂血症。而糖尿病患者如果減少鹽巴攝取，就會提高死於心臟疾病的機率，就連初期死亡率也會增加。

遵循美國醫學會（American Medical Association）實行低鹽飲食的人，經過確認發現他們的膽固醇、三酸甘油酯及腎素等指數不降反升。低鹽飲食不僅不能夠降低血壓，反而還會使血脂肪增加、造成血液汙染及肥胖。哈佛大學研究發現，攝取低鹽飲食愈久，反而會使人增胖，提高糖尿病的罹患率。國內研究團隊警

告，如果甲狀腺患者飲食偏清淡，很可能會破壞體內電解質平衡，為生命帶來危險，應該適度攝取鹽分，也強調不只甲狀腺癌患者，糖尿病或心臟病患者，都不可以吃得太過清淡。

這些狀況發生時「一定」需要水和鹽

- 汗水異常大量時
- 口水分泌不足時
- 特別貪吃過食時
- 半夜難以抵抗宵夜時
- 一直被肉誘惑時
- 一直想吃泡麵時
- 不停吃零食時
- 消化異常，一直放屁或脹氣時
- 明明吃了東西，還是依舊感到飢餓時
- 喝咖啡後失眠時
- 暴食或總是吃太快時
- 喝酒前和喝酒後

- 臉色暗沉時
- 皮膚乾燥乾癢時
- 出現掉髮，髮質變差時
- 身體出現發炎時（因發炎反應發燒時）
- 臉、背部經常冒痘或是皮膚問題嚴重時

- 心悸不安
- 小腿拉傷、腳抽筋時
- 頭頂、後頸痠痛或後腦緊繃時
- 耳鳴
- 暈眩或貧血
- 耳朵出現腫瘤或腫塊
- 腰痛或背部出現疼痛
- 頻尿或排尿量變少
- 眼睛酸澀或異常疼痛

- 莫名覺得疲勞無力
- 持久力降低
- 子宮等生殖器出現問題
- 前列腺異常
- 結紮手術後
- 腳踝經常扭傷
- 手腳冰冷或身體發冷
- 喉嚨卡痰或為了咳出痰時
- 骨頭異常，骨折或韌帶受傷時

- 記憶力下降覺得頭腦反應遲鈍
- 感覺頭很重
- 學習數學或化學等理工科目時

- 需要深思時
- 講太多話臉漲紅時
- 總是產生負面想法時
- 恐懼害怕時
- 從事創作型職業

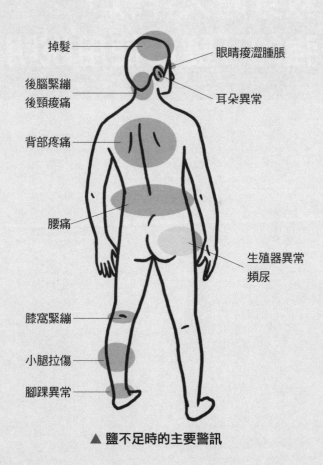

掉髮

眼睛痠澀腫脹

後腦緊繃
後頸痠痛

耳朵異常

背部疼痛

腰痛

生殖器異常
頻尿

膝窩緊繃

小腿拉傷

腳踝異常

▲ 鹽不足時的主要警訊

第 2 篇

搶救身體大作戰，
最強的「鹽巴使用說明書」

在生命的過程中，需要將體內產生的廢物排出時，就需要鹽與水。與鹽相關的多數案例中，有許多人積極實行低鹽飲食，卻反而喪失健康，然而在增加食鹽攝取量後，就再次找回健康。也有案例是五行中的水氣，也就是腎臟與膀胱的氣太過虛弱，所產生的各種症狀，可以透過鹽進行控制。書中所提的案例，都不是短期之內發生的，至少都經過3～6個月，甚至長達10年的觀察和實行。鹽，就像複雜的拼圖中的最後一片，是打開通往健康之路的鑰匙。通常身體不舒服時，會同時出現許多症狀，很難去用單一病名或症狀去區分，一個案例中會同時具有好幾個症狀。然而鹽再怎麼重要，最基本的還是要藉由飲食均衡攝取。穀食的基本核心營養，還要依照口味攝取，就連書中簡單介紹到的運動方法、步行，及提高體內溫度等生活習慣的變化，這些全都必須一起並行應用。不熟悉五行原理的人，可以參考內容中所言及的味道原理，就能夠更加理解。

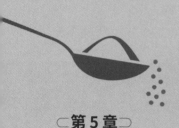

⸌第 5 章⸍

我的身體想要鹽：
燦爛！乾淨！零炎症

　　與其找出病名再去進行治療，更重要的是要健康充滿力量的活著。不必對糖尿病、血壓值或皮膚等問題感到悲傷，靠著疼痛去理解身體，讓身體的根本更加強大，讓體內能夠達成平衡，那麼症狀就會自然改善了。要有體力才能夠與疾病抗爭，而培養體力最好的方式，當然就是要好好吃才行！

　　好好吃並不是要我們遵循營養學理論的那套方式，而是攝取身體真正想要的東西。與身體好好對話，拯救我們的口味，只吃身體想要的吧！ 如果吃太多，或是身體不需要不相合的東西，身體都會知道並設法排出。不是「該吃鹹鹹的」而是「想吃有鹹的」；也不是「該吃鹽」，而是「我的身體想要鹽」才對。只要能理解身體的訊號，攝取充足所需的量，或滿足該條件，身體就能夠自我恢復。

鹽，生命的基礎元素

　　包括動植物在內，所有具有生命的個體，或多或少一定都具備鹽分。鹽與水在體內流動排出後，會淨化身體，使內部變得乾淨清澈，幫助身體回復成原本的樣子，也就是最單純的狀態。

　　身體的細胞來自大海，血液帶有與海水相似的成分，就是因為人體的組成細胞是產生於大海中。胎兒在子宮中，會經過和魚類、爬蟲類、哺乳類相似的階段，最後進階成靈長類。地球上所有生物都始於大海，在鹽海中誕生成長。人也是在與海水成分相似的羊水中成長，來到這世上。從最開始的單細胞生物、多細胞生物、魚，最後到人，全都是在鹽水中成長。

　　如果想要讓體內的大海能夠維持在正常的狀態，就肯定少不了鹽。人體的體液鹽度跟原始海水一樣都是 0.9%。血液、淋巴液、淚水、鼻水、汗水、尿液、口水，甚至是精液，只要是從人體內流出的所有體液和分泌物中，皆帶有鹽。

　　鹽本身就是細胞和體液的原料，也是帶動所有生命現象的媒介，讓人類得以生存並自在的活動。鹽能帶動水，讓水得以流

動，在細胞內液與外液中來回進出，也能夠產生滲透壓，讓水從低濃度流至高濃度的地方。水如果想移動細胞膜，就必定得借助鹽的力量。鹽能使堅硬的粒子融化並移動，掌控生命活動中所需的物質。地球有 70% 為海洋，而人體有 70% 為水。新生兒時體內擁有相當多的水分，但隨著年紀增加，比例會逐漸下降，等到生命走到盡頭後，便會急速喪失。

水和鹽是不可切割的關係，身體沒有鹽就不可能保有水。雖然喝了很多的水，但身體為了維持固有的平衡，就會將水排出體外，**鹽和水的量是有固定比例的，會一起增加，也會一起減少**。當鹽進入體內後，體液濃度便會加重，而細胞內的水分因為被向外排出，血液量進而增加，為了補充細胞內不足的水分，身體自然就會想要攝取水。

當鹽分不足，又不加以補充水分，血液便會變得混濁，循環也會遭受阻礙，身體各處就會產生異常。混濁的血液無法流動，就會使代謝速度變得遲鈍，體內某處也會堆積阻塞。假使血液供給不順暢，該部位當然就會變得寒冷，並產生短暫的麻痺或眩暈症狀，時間久了之後，就可能罹患癌症、中風和風濕等重大疾病。**所有無法流動、堆積的、結塊的、僵硬的或緊繃的生理與心理問題，都代表著我們需要鹹味，需要鹽。**

鹹味，五行的水氣：水和鹽

所有萬物基礎的氣

　　地球內部的岩漿和地核，之所以不會爆發的原因就是有海水。就如同能夠冷卻炙熱引擎的冷卻水，我們的身體藉由水與火的平衡，創造出能夠孕育生命的條件。生命從母胎開始，水與生命體就無法單獨分離出來。水作為身體組成的要素，占相當大的比重。水與鹽是屬於五行中的水氣，代表著乾淨及再生的力量。幫助身體製造出骨骼與肌腱的基本構造，也可作為精氣或精力，用來產生津液。

　　水氣雖然不會顯露，也不醒目，卻是組成所有萬物基礎的氣。如果將石頭丟入湖水中，就會引起相當程度的波瀾或反應。水是最能刻印情報的物質，水沖了咖啡粉就會變成咖啡，泡了綠茶葉，就會變成綠茶，融入了某種材料，就會將那個東西的味道和氣韻展露出來。因為沒有固定的型態，所以也會根據容量外型不同自由變換。可以是流動的水（液體）、一個個堅固的冰塊（固體），或輕盈的水蒸氣（氣體），轉換成不同層次。

　　水氣還能將髒汙的東西擦拭及清洗，淨化過後再次展現新的面貌。水氣相當柔軟及綿和，也是具有光滑特性的氣，能將堅

固和僵硬的物質分化並溶解。擁有能夠抑制浮動不安並讓事物回歸寂靜的力量。在人體這個小宇宙中，能製造出這種水氣及進行儲藏的地方，就是腎臟和膀胱，同時水氣也掌管了子宮、前列腺等生殖器官。

• **水氣主導的部位**：腎臟、膀胱、子宮等生殖器官、頭頂、後腦勺、後頸、背、腰、毛髮、大腿後側、膝窩、小腿、腳、骨頭、肌腱、韌帶、鼠蹊部、下巴、牙齒及大腦等。

• **相關的力**：持久力、後勁、忍耐力、包容力、判斷力、邏輯思考能力及智慧。

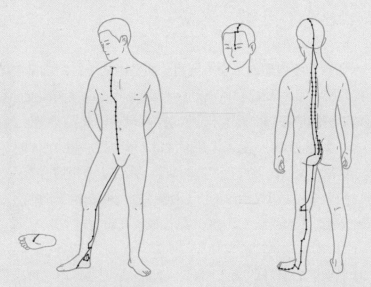

▲ 足少陰腎經與主要穴位　　　▲ 足太陽膀胱經與主要穴位

• **自然中的水氣：**一天中的夜晚、季節中的冬天、方向中的北邊、顏色中的黑色、下部寬廣的水滴型態及人生中的老年期與死亡。

水氣，腎臟與膀胱虛弱時的訊號

1）由於水和鹽不足，造成腎臟‧膀胱變得虛弱，柔和的力量也跟著短缺。

−出現僵硬和緊繃的狀態，例如腰、背、骨頭及肌腱等部位。

−體內滑液及分泌物黏度上升，變得黏稠及乾澀。

−眼睛乾澀，關節疼痛。

−排尿次數過於頻繁。

2）血液和體液黏度升高。

−唾液分泌減少或很黏稠，也會一直有痰。

−生殖器官的分泌物不足或變得混濁。

−消化液分泌異常，無法正常進行消化運動。刷過牙後還是出現口臭。

3）身體變得緊繃失去彈性，骨骼與肌腱變得脆弱，同時也會出現僵硬症狀。

−出現落髮現象，頭髮也沒有光澤且變細，或是變得蓬

鬆產生嚴重的自然捲。

－骨骼與肌腱變得脆弱，就容易骨折或扭傷（尤其是腳踝）。

－引發肌腱炎或鈣化。

－耳朵異常，引發中耳炎、耳鳴或聽覺障礙

－由於接納及聽的力量變得微弱，很難去傾聽他人的話語，只說自己想說的。

4）**腎臟・膀胱的水氣無法抑制心臟的火氣，造成火氣過旺，形成無法撲滅的狀態。**

－身體內外都出現發炎症狀，例如鼻炎、中耳炎、扁桃腺炎、胃炎或陰道炎等。

－過於嚴重的話，可能會出現腐爛，甚至是組織壞死。

5）**以經絡的角度來看，後頸、背、腰、膝窩、腳等，身體後側的部位，因為有膀胱經絡流經，疼痛的部位會擴散，出現痛症或症狀。**

－後頸僵硬緊繃，眼睛乾澀，嚴重時感覺眼球快要掉出來似的。

－血壓升高，背部覺得疼痛痠痛。

－腰痛或緊繃，可能造成椎間盤突出。

－膝窩覺得緊繃或麻麻的。

－腳底板疼痛，有時會覺得快著火了。

－小腳趾異常（腳趾彎曲或腳指甲外觀異常）

6）腎臟可以將心臟所產生的火氣向下牽引，再往頭頂的方向輸送清涼的氣，以調節熱氣。假使水氣薄弱，頭腦就會燥熱，而身體卻呈現冰冷的狀況，那便是破壞平衡，肉體與精神全都會陷入不穩定的狀態。
　－熱氣往上移動，就可能出現臉色漲紅的症狀
　－頭腦感到昏沉，記憶力下降
　－整天過得渾渾噩噩
　－無法進入深度睡眠

7）身體僵硬，思想也會跟著硬化。腎臟與膀胱是充滿柔和及智慧的地方，要是產生問題，就無法保持柔軟，會變得僵硬緊繃，也會變得呆笨。
　－對任何事都抱持著負面、批判性想法，對他人的話只會一味反對，有時會為了反對而反對。
　－變得固執偏執，或是很難理解事物間的關聯性。
　－無法站在對方的立場著想，變得沒有同理心。
　－腦袋僵硬，也就沒有什麼想法。
　－不聽他人的話，接納與包容的能力下降。
　－記憶力退化，可能會罹患健忘症或痴呆。

8）因掌管生殖器官，子宮或前列腺也會出現異狀（在生物

學中也發現腎上腺會產生調節心跳的荷爾蒙與性荷爾蒙）

－出現經期不順、子宮肥大症、卵巢囊腫或子宮肌瘤。

－前列腺異常。

－出現陽痿、早洩或性慾減退。

9）無法進行解毒與淨化，臉色便會出現異狀

－臉色變得暗沉無血氣，也會長出很多斑

－精血作用異常，身體會產生腐爛、惡臭味或引起其他惡臭

－大小便、經血及汗水等分泌物味道加重。

* **影響腎臟‧膀胱的食物：鹹味、臊味、臭味**

食鹽、大醬、醬油、清麴醬、起司、食鹽發酵品、醬牛肉、醬菜、鹹菜、水蘿蔔泡菜、海苔、裙帶菜、海帶、青海苔等海藻類、豬肉、魚蝦醬、栗子、西瓜、山藥、海蓬子、鹿茸、及穀類的大豆、黑豆、藥豆、青仁黑豆。

水氣與其他氣的關係

為了讓萬物能在春天復甦，就需要能夠播種等待的冬天。水氣，能夠水生木，也能孕育並誕下生命，能製造出代表成長、誕生、希望、生命的木氣，就如同翠綠的樹木般，帶來清新的芬

芳、活力與生氣，並使代表木氣的肝膽更加強壯，有助於解毒能力、免疫力及消化液的分泌。也能夠使人更加沉著穩重，擁有仁慈的心，懂得調適憤怒。

代表火氣的心臟，會產生熱並加以擴散，水氣能夠制衡這種火氣，藉由腎臟的水氣，形成水克火，就能凝聚火氣並加以平定。相反的，水氣如果喪失力量，不能抑制住火氣，火氣就會向上轉移，集中於臉部及大腦，手腳就會變得寒冷。水與火也是循環系統的重點核心，心臟幫助向外輸送，再由腎臟負責聚集牽引。從心臟輸出的動脈血，會供給至身體各處，甚至是末端的微血管，接收靜脈中使用過的血液，運送至腎臟，經由腎臟淨化過後，再繼續送往身體他處。

因季節或環境影響，水氣虛弱的人比起正常人，更需要多一點的鹽。水氣虛弱的話，就會使堅固凝結的土氣增強，形成土克水，便會僵硬緊繃，很容易阻塞鬱結，身體與心靈也會因此出現各種症狀。如果想拯救土克水局勢中的水氣，可以單獨補充水氣，也可以反過來利用木克土的辦法。

所有無法正常流動，凝結成固的肉體或精神問題，都表示需要鹽。這種水氣與金生水（也就是肺與大腸）有關，幫助氧氣充分供給，讓大腸適當的吸收水分後，腎臟就可以順利達到淨水功能。

用鹽擺平炎症

　　有很多人自稱為「移動醫院」，身上沒有一處是正常的，每次哪裡不舒服時，就一定要去找相對應的科別進行檢查與治療。**然而，仔細了解過後就能發現，只不過是為各種炎症所困而已。**從鼻炎、中耳炎、扁桃腺炎、口腔炎、支氣管炎、陰道炎、關節炎、肝炎、胃炎、大腸炎、到過敏性皮膚炎等，在生活中伴隨著各種炎症，只差在病名跟嚴重程度的不同，這些炎症就這樣不斷輪迴反覆出現。依照各部位的不同，要去的診所也不同，眼科、皮膚科、整型外科、內科及婦產科等各種診所都來回跑遍了。但是，這所有的病都只是因為沒有治癒發炎所引起的，感染鼻炎的時候，連帶出現皮膚炎，也經常引發口腔炎，嚴重時甚至連中耳炎都可能發生。小朋友感冒時，通常始於咽喉炎或扁桃腺炎，接著變成毛細支氣管炎，太過嚴重的話就可能導致肺炎。

　　有些新型疾病，例如克隆氏症或貝賽特氏症，雖然目前尚未找到發病原因，只知道是因為免疫力缺乏，其實也都只是因為沒能好好抑制發炎所產生的問題。最近有研究結果顯示患有慢性炎症的人，有高機率會罹患痴呆症，炎症可以說是萬病的根源。

鹽巴的作用為殺菌、消炎、解毒及防腐

炎症的炎有兩個火字。當外部細菌侵入時，身體就會緊急將血液輸送至那個地方，血漿與白血球為了治療，就會移動至出現傷口的地方，細胞便會發熱發腫，傳遞疼痛的訊號。在英文中，炎症被稱為 inflammation，代表火的便是 flamma（拉丁語），也就是指處於火花中的狀態（inflamed，發炎的）。要熄滅火，當然就需要水。火氣過於旺盛，就要用水氣去形成水克火。就如同水制火般，持續下去，才能輸送乾淨的血液，炎症才會消失。出現炎症的時候，比其他時候都更迫切需要水氣。身體的水氣充足時，一出現火也能立即撲滅，但如果缺乏時就可能無法控制火勢進而擴大。

平時水氣就特別虛弱的人，更容易感染炎症。水庫或儲水箱內平時就要集滿了水，發生火災時，才能快速進行滅火，相同的，我們身體也需要足夠的水和鹽，才能力抗炎症。因缺乏鹽巴力，造成體液中鹽度過低，這類型的人很容易會感染炎症。血液中鹽度降低，細菌或病毒的活動力就會增強，而白血球的活動性減弱，免疫機能便會下降。例如被蚊子叮咬後紅腫，傷口即使沒有惡化，也沒那麼容易就癒合，身體各處都出現發炎，像是鼻炎、中耳炎、結膜炎、皮膚炎、胃炎或咽喉炎等。而針對各種炎症，醫院也只是開立抗生素或類固醇，久了之後，就必須擔心抗生素的抗藥性，以及類固醇的副作用。

過去在許多地方都曾經用鹽去制衡炎症。在漢醫學文獻中，

有不少內容記錄著以鹽抑制鼓脹病、癰腫及膿瘡，或是去除毒蟲，幫助傷口癒合。《東醫寶鑑》中詳細解說了鹽的各種功效，裡面還提及了如果將鹽煮沸，再用來清洗膿瘡的話，就能緩和腫毒。在《本草綱目》內也提到，只要消除毒氣，就能使傷口長肉癒合保護皮膚。在民間也會在傷口處敷上鹽水，或者受傷後塗抹大醬等，長久以來一直將鹽活用於日常生活中。

最近有項很有趣的研究結果，證實了鹽確實能夠壓制炎症。美國與德國聯合的研究團隊，在《Cell Metabolism》中投稿了一篇論文，內容記錄著鹽能夠培養出對抗侵入人體的細菌的免疫能力。 進行有關食鹽對人體影響實驗的時候，發現出現傷口的地方，累積了高濃度的鹽。攝取大量食鹽的老鼠，能夠從細菌感染中快速恢復，而攝取少量的老鼠，傷口處卻累積了高濃度的鹽。研究團隊提出假設，要是往人體被感染的皮膚上輸送鹽，就可以消滅入侵者，並且得出結論，人類的感染部位之所以會累積鹽分，是為了要保護自己，會供給鹽分給免疫細胞。

沒有任何細菌能存活於鹽之中

沒有任何細菌可以存活於鹽水之中。去海邊玩時，就算被貝殼或岩石刮傷，傷口也不會紅腫，無論小時候癒合的傷口，或是以前奶奶會在小孩子受傷的地方塗上大醬，全都是因為鹽氣。無論東西方，只要一出現傳染病或疫病，都會用鹽來阻擋。受傷或撕裂割傷時，攝取或撒下食鹽，就能很快癒合。當牙齦或牙齒發炎，感到疼痛萬分時，鹽巴也能發揮助益。痘痘、癰腫、粉刺、

膿、過敏、風濕、肝炎或結膜炎等，所有炎症都需要鹽。沒有什麼味道的食物很容易就壞掉，如果醃製成稍有鹽味的，就不容易腐壞，所以相同的道理，人的身體如果太淡，就容易感染炎症。

利用鹽巴醃製，就不會有出現雜菌，可以長時間保存，所以在秋天會醃泡菜，製作魚蝦醬和醬菜，在過去沒有冰箱的時期，為了能夠長期保存食品，就需要這樣的食物。人類過去在遷徙時，也是因為用鹽醃製大量的糧食，才得以生存。去了治喪的人家家中，以及途經傳染病盛行的地區，或是遇到入殮甚至觸碰過屍體後，為了驅除不祥，都會以鹽巴清洗過全身並刷牙，也會再喝杯鹽水，這是祖先們利用食鹽的殺菌力，所傳承下來相當具有智慧的風俗習慣。在陰涼潮濕的地方、下水道周邊或是垃圾場撒下鹽巴後，就能防止蒼蠅與蚊子孳生。被蜜蜂叮或是被蜈蚣咬傷，在傷口處敷上大醬或鹽水都很有效果。

植物出現異狀時，要查看其根部，人的表面出現問題時，就要先控制住症狀的根本。代表我們身體根本的部位便是五臟六腑。肝或腎臟無法解毒的東西，就無法排出體外，而這些廢物就會以皮膚炎的方式，或是藉由牙齦、眼、舌頭、鼻等感官器官出現。因為沒有向外排放的能力，就會在內部各處累積廢棄物，那麼胃炎、大腸炎這種身體內部的炎症就很可能發生，甚至長出腫塊或腫瘤。到最後，從眼、鼻、口、牙齒與皮膚等外表症狀，到骨頭、肌腱、臟器等內部，身體各處都只能與炎症共生共存。

如果是營火，只要一個大水桶就能輕易將其熄滅，但如果

是家中失火、森林大火，就不知道要出動幾台消防車，甚至動員直升機，又要花上幾小時、幾天呢？**根據炎症的嚴重程度不同，所需的鹽與水的量當然也會不同。**

炎症產生時，所需要的鹽，比想像中還要多，情況嚴重時或為慢性炎症所苦的話，能藉由飲食所攝取的鹽分有限，這時額外單獨攝取鹽巴或鹽水會很有助益。如果是平常正餐以外會另外食用鹽的人，則需要提高攝取量，炎症從表面看來，會帶有熱感，好像應該要讓身體可以降溫，但實際上身體體溫可能大多已是下降的狀態。**這時更應該避免食用冰冷的食物，選擇溫熱的湯品或鹽茶讓身體暖和，不只血液循環會變好，汗水與尿液將廢棄物排出的能力也會更好。**所有的炎症都會需要鹽，然而依據發炎的位置，或是臟器或部位的不同，可以斟酌加量。

炎症的種類，適合與鹽巴搭配加以食用的飲食

1）**木氣（肝膽）**：結膜炎、角膜糜爛、眼屎、咽喉炎、扁桃腺炎、髖關節炎、過敏性皮膚炎、乾癬、食道炎
→鹽＋酸味（檸檬汁、五味子、卡曼橘、柳橙汁、發酵醋、紅豆粉等）

2）**火氣（心臟・小腸）**：臉部痘痘、舌裂、舌乳頭炎、麥粒腫、結膜下出血、顴骨的粉刺、皮膚搔癢症、手肘關節或肩胛骨的發炎或疼痛
→鹽＋苦味（艾草茶、高粱、蒲公英、黑巧克力、咖啡）

3) 土氣（脾臟‧胃腸）：胃炎、膝關節炎、唇裂、手足口病、額頭痘痘

→鹽＋甜味（馬斯科瓦多糖、有機原糖、人造蜂蜜、黍、食醯）

4) 金氣（肺‧大腸）：帶有很多鼻水的鼻炎、大腸炎、帶鼻水的感冒、會起水泡並流出瘡水的皮膚炎、盲腸炎、手腕肌腱炎

→鹽＋辣味（生薑茶、肉桂茶、麻辣湯、苦椒醬、糙米、薏苡）

5) 水氣（腎臟‧膀胱）：中耳炎、陰道炎、前列腺炎、背部痘痘、膀胱炎、腎盂炎、脂漏性皮膚炎、肌腱炎、手腳附近的發炎、足底筋膜炎

→鹽＋湯（鹽茶、大醬茶、醬油茶、鹽水）

6) 淡氣（心泡‧三焦）：手的濕疹、炎症、咳嗽、旋轉肌撕裂等肩部炎症

→鹽＋澀且生的味道（熱優格、桑葉茶、柿葉茶、馬鈴薯、綠豆、小米）

實例 髖關節壞死、肩膀炎症及逆流性食道炎

從事藝術相關工作，50初歲的J氏，聽到被診斷出髖關節壞死，只能進行人工關節手術後，感到相當失望。雖然時常進出醫院，但

每次都只是去接受檢查，並不是診治或手術，問了理由後，醫師都只說要確認狀況後再安排手術時間。別說更進一步了，對於醫師口中無解的答案只感到煩悶，最後決定尋找新的方法。J氏從國中開始就經常偏頭痛，也深受慢性消化不良和失眠所苦。視力不好眼睛容易感到疲勞，對於觀看手機或電腦螢幕會感到很吃力，嚴重到需要旁邊的人幫忙念出訊息或信件內容給他聽，原先認為是因為先天體質關係，所以也只好放棄不理會，然而髖關節問題卻沒辦法就這樣不管，疼痛相當嚴重，甚至走路都有困難，身體活動也愈來愈差，整個人都感到很絕望。

身體的所有組織與細胞都會不斷再生，而身體為了達到這樣的循環就必須創造出相對應的條件。供給（營養）再生所需的材料，使身體溫暖，血流能夠順暢，充足的休息與睡眠也是不可或缺的。如果出現發炎或某部位受傷，在完全恢復之前，盡可能不要去使用到。

主要負責髖關節的臟腑部位為肝膽，為了使其更加健壯，就要攝取能夠抑制發炎的食鹽。以紅豆、大麥、小麥、燕麥等可以放鬆肝膽的穀食為基礎，再搭配又酸又香的料理，給予了營養也產生了力量。另外每天固定攝取 15 ～ 20 克的鹽，每次想喝水時就會多吃一點，也會搭配熱茶。每兩天就會去汗蒸一次，幫助血液循環，消除身體的緊繃感。如此一來，炎症好轉，疼痛也明顯減少，走路時呼吸也變得平穩，兩個月後幾乎感覺不到任何不舒服，身體整個都恢復了。

在那之後三個月期間，身體找回均衡，肩膀和身體的疼痛，以及以前週期性的偏頭痛，就這樣全都消失不見了。逆流性食道炎也不再發生，消化能力變好後，體力也跟著好轉，該年冬天裡，狀態就整個恢復到去爬喜馬拉雅山都沒問題。身體好轉後，也依然透過鹽巴攝取，並自行調整攝取量，幫助身體能夠保持健康。

感冒，需要水與鹽

身體寒冷的話，免疫力便容易下降，炎症也隨之而來。當身體缺乏鹽分，又剛好感冒時，通常很難快速痊癒，要很久之後才會好。覺得好像快感冒時，很適合食用幫助暖化身體且無菌的鹽巴。炎症若引發發燒或疼痛，這時要攝取比平常還要多的水和鹽，就算吃了好幾倍以上的鹽也能夠順利消化。以鹽巴漱口可以預防感冒，而如果是鼻炎的情況，雖然以鹽巴水清洗鼻子，或塗抹撒上也可以，但最根本的解決之道，應該是直接攝取食鹽，在體內培養免疫能力。

經常感染炎症的人，適合質量好的鹽，平常就要經常攝取。或者在大醬湯、海帶湯、黃豆芽湯等中加入鹽巴或湯用醬油，熱熱喝下讓身體出汗也不錯。**充分補充了水和鹽後，身體變得溫暖，炎症就很難再加劇，自然能快速恢復。**不然像是鼻水、鼻塞或痰等症狀要是惡化，就有可能引發支氣管炎、中耳炎或肺炎等。身體暖化出汗後，比起一般白開水，飲用淡淡的鹽水，還能順便預防脫水現象發生。

◢◣◢◣ 三種常見感冒與食鹽活用法

1）喉嚨感冒（少陽病）：喉嚨沙啞疼痛或腫脹、痰、痰多的咳嗽、肌肉痠痛、寒熱往來

- 在微酸的飲料中加入食鹽（五味子、柚子茶、檸檬茶、木瓜茶、柳橙汁）。
- 將優格加熱後，加入一點點醋後再食用。
- 利用領巾或圍巾等保護喉部。

2）鼻感冒（陽明病）：鼻子疼痛、鼻水、噴嚏、鼻塞

- 可以在黑糖薑茶中加入食鹽一起飲用，但別忘記鼻感冒也需要辣味。
- 在黃豆芽湯中加入辣椒粉。
- 配戴口罩，溫暖的濕度會將合適的空氣送往體內

3）重感冒（太陽病）：頭痛、腰痛、全身痠痛、眼睛乾澀、汗水調節異常

- 在咖啡、大醬湯、湯用醬油茶、海帶湯中加入食鹽。

體溫下降的話，就很難力抗炎症，免疫力也會變差。無論是哪種感冒，共通點就是要攝取食鹽，藉由排汗將寒氣排出體外，出汗時毛細孔也會擴張，為了不讓寒氣再次進入體內，要趕緊擦乾汗水，並換下濕的衣服。

風濕病是關節炎症

　　關節炎發作時，身體會因發炎出現腫脹及發燒，也會深受嚴重疼痛所苦。炎症加劇的話，全身就更容易出現問題。雖然從手指開始，但由於血液流通全身，膝蓋、肩膀等原先沒事的部位，也很快會開始感受到疼痛。**風濕病，女性罹患的人數比男性還多，這與寒氣引起的低體溫有著密切的關連**。尤其生產前後受到寒氣侵體，或是產後失調，都會造成身體恢復力下降，經常引起關節等痛症或炎症。

　　炎症發生時，雖然會需要鹽，但因為身體寒冷，便會影響吸收，就像冬天裡凍得硬梆梆的土壤，灌溉了再多水也無法融入土中。這時就應該同時搭配汗蒸與運動，使身體可以變得溫暖，體溫能夠上升，鹽才能正常被吸收。一開始也可以飲用熱呼呼的鹽巴茶，或是用穀類暖暖包或冷熱敷袋幫助肚子溫暖，泡腳也可以讓僵硬的身體放鬆。

　　從事教職，已經 30 多歲的 L 某，是兩個孩子的媽媽。第二個孩子出生後，身體惡化的程度嚴重影響日常生活，去了醫院後被診斷出是風濕病。每次睡醒全身都會腫得不像話，尤其手指頭會出現無法彎曲或伸展的晨僵症狀，幾乎都痛到忍不住呼喊。

　　手腕太過疼痛，就連一般簡單的家事都很吃力，手指關節變得粗大，且顏色也變得暗沉。膝蓋腫脹，走路或身體活動都變得很困難，孩子們都還小，需要媽媽的手牽著，想到這就會感到煩悶心痛，每天都幾乎以淚洗面。因為疼痛太過嚴重，兩年間都持續服藥，但症狀卻不斷加劇，就連髖關節與肩膀都開始疼痛了。產後的調理也沒完全做好，最大的原因之一就是從懷孕開始，便一直實行著接近無鹽的低鹽飲食。

　　女性的身體在懷孕和生產前後，會經歷相當大的變化。尤其生產和坐月子的過程中，稍有不慎就可能會危害到健康。最近，許多孕婦和產婦都普遍認為應該採用低鹽飲食，懷孕期間應該飲食清淡，即使是生產後，海帶湯等料理也不能太鹹，餵養母乳的同時也會控制鹽分攝取。但是，鹽分和水分不足的話，體內淨化的力量也會被削弱。體內老舊的氣無法被釋放出去，血液循環就無法正常，身體便會變得寒冷，免疫力也就會下降，無法抵抗炎症。

　　後來 L 某採用了以穀類為主的基本飲食，不僅攝取到了營養，也會在正餐外額外補充鹽，同時也進行了汗蒸，幫助排出身體的寒

氣。過沒多久，就聽到她說「痛症都消失了，再也不需要吃藥」，自行戒斷了那兩年間所服用的藥物，恢復的速度快到讓周邊的人都不可置信。持續大約 3 個月後日常生活都已重回正軌。原本不知何時才能回去的職場，也比想像中更快復職了，超過六年以上沒有再復發，目前依舊健康的生活著。

對抗炎症的身體是免疫力的核心

實例　因自身免疫異常所導致的風濕病

在美國生活的 H 某因風濕病造成手指彎曲，關節變粗，更深受肩膀和膝蓋的疼痛浮腫之苦，不只色素沉澱，就連疼痛和發熱症狀都很嚴重。聽到醫生告訴他，風濕病是因為自身免疫疾病所造成，必須服用免疫抑制劑，H 某無法理解，所以問了醫生說：「所有的病都是因為免疫力下降才產生，那如果是這樣該怎麼辦呢？」醫生雖然用醫學的方式解釋了，但是一時間實在很難吸收這些資訊，但心裡認為不管怎麼樣，身體會出現這樣的反應，一定是某種原因造成的，決定去尋找自然療法。果然 H 某不只寒症問題，將近 15 年來，一直居住於空氣溫暖，地面卻不溫暖的西洋住宅中，也出現了各種健康問題，頭痛、腸胃病、扁桃腺炎等反覆發生，最後就演變成了風濕病。

H 某進入職場生活後，主食就一直是些簡單方便的麵包、沙拉和水果，雖然有時也會很想吃點鍋湯之類又熱又辣的料理，但總是因各種理由不能食用。休假回到韓國時，接受了諮商，參加了「身

體教育課程」，自我省思了過去那些錯誤的生活習慣及思想觀念。

此後，依照口味積極的攝取所需的營養，從走路開始養成運動習慣，並利用汗蒸排出體內寒氣，讓體溫得以上升。在這過程中，也時常會攝取食鹽，氣色漸漸變得明亮，原本像樹木般粗糙的手掌變得柔嫩，粗大的手指關節也恢復成原來的樣子。而且，消化不良、慢性疲勞及頭痛等其他問題也自然而然的消失了。回到美國後，也持續遵循養生法，復原的程度連定期看診的主治醫師都感到驚訝。到目前為止，十多年來一直依循著自然養生與食鹽攝取，現在依舊健康活躍的生活著，甚至有時還會忘記，自己曾經也是位風濕病患者。

如果是因為自身免疫異常所導致的疾病，應該提升免疫力呢？還是應該降低呢？如果患者狀況是未滿兩歲的幼孩，那又該怎麼辦呢？關於以上這些問題，事實上專家們還是無法提出合適的解決方法。

實例　自身免疫異常的幼兒脫髮

原本頭髮茂密 2 歲大的 Y，某天突然頭髮就這樣全部掉光了。睡醒時掉落的髮絲，就感覺要把枕頭給埋沒掉似的，一整天頭髮就這樣快速脫落，甚至嚴重到連排泄物內都有頭髮。因為實在太驚恐，從區內醫院到全國最著名的毛髮專醫所在的綜合醫院，都來回跑遍了，病名是「自身免疫異常的幼兒脫髮」。更加晴天霹靂的是，這種幼兒脫髮很可能惡化成重症疾病，必須進行調節免疫均衡的治療。但由於是罕見疾病，醫生也告知沒有適合的治療方式，只能

先提供類固醇藥膏及生髮噴劑，但這又並非圓形脫髮，而是全面性的，也沒辦法在頭髮上擦上藥膏，試了一陣子後就放棄了。

聽到是不知名原因的不治之症，父母的心都要碎了。後來到了中心，透過諮詢發現不只頭髮，應該將小孩的整個狀態都列入綜合性的考量。全盤檢視了孩子的身體與狀況後，謎團逐漸被解開了。原本很愛撒嬌的小孩，不知從何時開始，睡覺時會滿身大汗、突然大哭生氣，或是出現突發性的行動，手指甲和腳指甲都變得乾瘠，腹瀉狀況也一直持續不斷。喝了再多水，也全都藉由小便排出，或是每天晚上尿量多到尿布都快裂開了。因頭腦發熱就造成了出汗，但因為水分迅速流失，身體便「沙漠化」了。

先藉由乾淨的鹽巴，將上方的熱氣往下推，再攝取能夠消除緊繃感的酸甜味及香味俱全的料理，食用稍鹹的海帶湯，在雞蛋及野菜等想吃的食物中，加入食鹽調味，每天除了正餐外，也會攝取 2～3 次的鹽巴。並且按摩腿部，在睡覺時將穀類暖暖包或冷熱敷袋放置肚子上。如此一來，孩子的狀態逐漸穩定，頭髮就像小幼苗般開始長出，就像個草頭娃娃般茂盛。不只頭髮，身體也變得健康，又變回老么該有的樣子，特別愛撒嬌。

現在已經五歲的 Y，頭髮不只茂密烏黑，也相當柔順有光澤，已然是個調皮鬼。Y 的媽媽說：「要是當時只針對頭髮做了那些沒用的治療，現在真不知道會變成什麼樣子，光是想像都要昏倒了。」她說強健身體根本的臟腑後，那些在表面產生的問題，也就自然解決了，現在也會向身邊的親朋好友推廣食鹽的恩惠。他們家現在會

在餐桌上放鹽罐，每個人都可以依照自己想吃的量去調味，在三餐外，一天也會額外直接攝取 2～3 次，必要時還會送點鹽巴水到托兒所，根據狀況調整用量，藉由食鹽養生照顧全家人的健康。

⛰ 食鹽不足時，腎臟與耳朵會出現異常

所有感官器官都會接收水和鹽的營養，因此要是缺乏食鹽，腎臟以及與其關係密切的耳朵，發生異常的可能性將會提高。中耳炎、耳鳴、聽力異常、耳石症、梅尼爾氏症等耳朵病症，都是與五行中代表水氣的腎臟相關。雖說這是腎臟的問題，但這和現代醫學中診斷病名的概念並不相同，這是由於腎臟的力量和生命力變弱，並沒有什麼組織異常或損傷。

補充了水和鹽的水氣後，掌管耳朵的腎臟就會變得強壯，所有相關症狀也會隨之消失。感冒時如果有充分補充鹽分和水分，並讓身體溫暖，在初期就能治癒，否則就很可能惡化，甚至嚴重時會引發中耳炎。

實例　中耳炎與聽力異常

就讀國中的 K，從小只要一感冒，就會嚴重到引發中耳炎，並全身高燒，因為太過疼痛，睡眠也深受影響，難受到嚎啕大哭，而且隨時都可能需要送醫接受手術。

但是長久下來，膿瘡變得更嚴重，耳膜就像快被融化似的，造

成了耳朵損傷，最後演變成聽力損害，其中一耳必須進行人工耳蝸（人工電子耳）手術。而另一邊還是持續發炎，但連藥物也無法抑制，狀況不斷惡化，最後說不定也會演變到喪失聽力的地步。藥物無法輕易控制炎症，個性變得更加散漫也容易煩躁。

　　K在體型上是屬於水氣、腎氣比較弱的體質，小時候也曾因為腎盂腎炎住院。患有鼻炎和過敏，媽媽覺得他是個免疫力很弱的孩子，因而變得很注重健康，會幫他購買許多對身體有益的食品，飲食方面也都以有機蔬菜為主，如此的用心良苦，媽媽不懂為何還會發生這些事，只能一直流淚。

　　藉由諮商後才發現，在飲食方面，K的媽媽比較偏向自己認為好的食物，而非小孩自己喜歡的食物，可以發現小孩喜歡的全都是美味可口帶鹹的菜餚。因為小孩的身體需要鹽，才會想吃那些食物，本能的去尋找這些味道，卻因媽媽的想法受到了限制，讓身體狀態過於「清淡」，發炎時也只能束手無策。

　　解開對鹽的誤會後，媽媽決定依照小孩的口味，醬牛肉、魚蝦醬等都不再限制，煮菜時也會調配得有點鹹味，但因為身體長久以來發炎都相當嚴重，單靠飲食是不夠的，每天也都要額外攝取3～4次的鹽巴。

　　鹽氣進入體內後，就能將累積在內的廢物代謝排出，這時炎症的殘骸，像是膿水或乾溼的鼻涕等，也都會湧現出來。跟擔心的媽媽不同，小孩不會有任何難受或疼痛，只感到一陣舒爽，覺得很神奇。

不到幾個禮拜，炎症都被壓制了，臉色開始變得透亮紅潤，原本充滿暴躁與不滿的性格，也沉靜了下來。中耳炎、鼻炎都逐漸好轉，原本因為一直和炎症對抗，受到影響的身高，也開始正常發展，體態變得健康，整個人都不一樣了。

即便是相同的畫面，有聲與無聲間還是存有相當大的差別。在製作恐怖電影時，會在聲音上耗費許多功夫，因為恐懼與聲音有著密切的關連，我們雖然看不到聲音的波長，卻可以直接感覺到空氣的振動，所以只聽到聲音就能夠起雞皮疙瘩，感到不寒而慄。耳鳴的種類或頻率因人而異，但因為是自己才能感覺到的聲音，強烈的不安感與生命品質下降，也是症狀之一。

感官器官比起其他地方更加需要水分，必須穩定充足，機能才能正常運作。在五行的原理中，聽覺與耳朵，是和腎臟相關的感官器官，外觀也很像是腎臟的迷你版。腎臟過於羸弱，血液就無法順暢流淌，而水分不足，血管就容易收縮變窄，當血液經過的時候，就會發出「SE」或「咻」的聲音，如果是壓力不等，也會聽到「嗡」、「嗶」的聲音。後頸過於僵硬，流向大腦的血液壓力升高時，在耳朵裡可能會聽到類似心臟跳動的脈搏跳動聲，有時也會覺得耳朵好像進水那樣，聽不太清楚，聲音悶悶的感覺。

想要挽救耳朵，就要讓根本的腎臟能夠恢復正常機能。如果能做好強健腎臟的養生也就是食鹽攝取，那麼耳鳴和聽力異常的症狀一定能夠大大改善。許多人為了治療耳鳴，嘗試了各式各

樣的方法，卻還是徒勞無功，但只要能夠充分攝取鹽和水，就能恢復腎臟功能，讓身體正常水化，病症就能隨之消失，生活質量也會跟著轉變。

實例　耳鳴與脱髮

50 幾歲的企業家 L 某，被診斷出糖尿病後，從此戒菸戒酒，進行著規律性的運動，以及徹底的自我健康管理，血糖因此受到了控制，然而卻無法解決耳鳴問題，讓他非常苦惱。一下嚴重，一下又好一點，如此反覆變化，但耳鳴還是一直存在，只能服用著醫院開立的安眠藥。中西醫都看過，也嘗試了對元氣好的食品，依舊沒什麼效果。不光耳鳴，還有脱髮、腰的問題，這都是由於水氣與腎氣虛弱所出現的症狀。他最喜歡的食物是魚蝦醬類，以及像是蟹醬那種帶有鹹味的小菜，每年都會親自醃製醬菜，非常喜歡鹹味的料理，但是現在都無法盡情享用，因為自從確診為糖尿病後，就開始在飲食方式上費心，採取接近無鹽的低鹽飲食。

藉由諮詢，了解了自己的體質與身體現況，也終於理解自己為什麼會這麼喜歡那類的食物。他決定每天要攝取至少三次的食鹽，也要依照自己口味盡情享受鹹味，並改採穀類為主的養生法，改變喝冰水等的生活習慣，時常健走，也學習能讓腰、背及腎臟強健的運動方法，持之以恆的實踐後，耳鳴症狀開始一點一點的消失了。透過鹽和水，讓水氣變好後，原先固執的性格也變得柔和，還改善了前列腺功能，髮量增加，看起來也年輕了許多，不只自己連週遭的人對這樣的變化都感到神奇。

◬◬◬ 鼻炎與氣喘需要鹽

　　鼻炎是一種常見的炎症，最大的原因是食鹽不足，但也算是一種典型寒症。喜歡飲用冰水，也不太活動身體，這樣的生活習慣讓體溫下降，身體呈現下半身寒冷，而上半身過熱的狀態。在進行鼻炎治療前，我們需要思考，為什麼我的身體會讓鼻子堵塞？為什麼總是有鼻水流出呢？

　　鼻炎的種類不同，應對的方法也會有點不同，但是共同會遇到的狀況都是體內寒冷乾燥。對於他人來說可能沒關係，但冷風、冷空氣對於自身可能會很難受，所以即便是只能阻擋一點點，也要產生分泌物，不斷試圖去滋潤黏膜，這是為了保護根本的肺與其他感官器官，所做出的自然防禦反應。如果持續做好養生，讓體溫上升，提供適當的鹽分與水分，就能使相對應的器官強健，這樣體內也會變得溫暖滋潤，就能消除鼻炎症狀了。

　　根據鼻炎的種類，要採用不同的食鹽養生法。

　　第一種，如果是鼻涕倒流的鼻炎，鼻水流不出來，反而還會黏在內部。當乾澀的鼻子向後仰，尤其是睡覺的時候，會特別痛苦，如果嚴重惡化，炎症累積在內，無法向外排出，就可能演變成鼻竇炎。這時就要利用鹽分和水分，去緩解炎症，稀釋濃度。若想讓乾澀的鼻腔變得柔和，將炎症向外排出，就要補充鹽巴再搭配上屬於木氣的酸味食物，另外可以在鹽巴茶中加入檸檬汁、檸檬茶或五味子茶攪拌一起飲用。

第二種，**鼻水不斷流淌的鼻炎，鼻涕無止盡般一直流出，還會狂打噴嚏。**那就要用鹽巴，加上能強健肺與大腸，屬於金氣的辣味去補充營養。把鹽巴茶作為基底，摻入微辣爽口的生薑茶，會更具效果。

第三種，**過敏性鼻炎，每當季節交替，剛睡醒時特別嚴重，如果有了煩心事又會再惡化。**體溫下降，體溫調節出了異常，那就適合補充屬於相火氣的澀味，鹽巴茶配上柘樹果茶或是溫熱的優格，都很有幫助。

實例　鼻炎、氣喘、皮膚乾燥以及搔癢症

40多歲的 L 某，從國中開始就飽受鼻炎所苦，季節交替時會變得很嚴重，到了冬天好像又好轉了一些，但春天時又會再次復發，夏天只要吹了冷氣，就會嚴重到不可收拾的地步。鼻炎雖然是一種發炎，但就好像氣喘，一旦發作第一次，就無法停止，痛苦到讓人想放棄人生。睡到一半就好像發作似的開始喘氣，需要仰賴吸入器，這樣的惡循環反覆發生。

服用了鼻炎藥後，雖然可以神奇的止住鼻水，但皮膚會變得很緊繃，體內的水分好像被榨乾似的，皮膚看起來相當乾燥，不停抓的後果就是流血，傷口不易癒合，其他部位也感到發癢，最後引發皮膚病，皮膚科醫生說這是服用鼻炎藥不可避免的事。皮膚過於乾燥，皺紋也因而長了不少，整個人看起來老了很多，下意識認為應該要多喝水。

但就算再怎麼喝，好像都不如預期中的被正常吸收，身體總是覺得萬般沉重。由於鼻炎和氣喘，讓呼吸變得短促，長久下來睡眠不得安穩，進而引發頭痛，神經也變得極度敏感。明明喉嚨都有好好休息，但還是經常沙啞或是發不出聲音，然而即便活得這麼艱辛，還是想找到能根治的方法，於是將目光轉向了自然治療。

L某改變了先前的低鹽飲食習慣，依照自己的口味攝取鹹淡，採用穀類為主的養生法，攝取營養，每天食用 3～4 次的純鹽，當鼻炎嚴重時會攝取多一點的量。吃了鹽後，就自然會想喝水，尿液量也會增加，水腫消除後，身體就能變得輕盈。產生想喝水的念頭後，便飲用熱水或常溫水，改掉之前喝冰水的壞習慣，同時也會進行慢走運動。

鼻子漸漸變得通暢，鼻炎改善了許多，可以用鼻子正常呼吸，也可以睡得比較深沉。原先乾燥鬆弛的皮膚，開始有了血氣，心裡也變得更加放鬆了。此後藉由自身的經驗，照顧了全家人，原本患有嚴重鼻炎和痘痘的兒女也變得很健康，曾經苦惱於痛風和脫髮的丈夫，也因而找回了健康。現在全家人還是堅持不懈的實踐著食鹽養生，已經超過了 10 年之久。

△△△ 口腔疾病的治療需要鹽

口腔炎、口腔疾病、牙齦炎、口臭及貝賽特氏症等，經常會使口腔內潰爛，或是舌頭出現裂痕，意外的蠻多人為此所苦，嚴重時可能連說話都有困難，甚至有些人還會怕到不敢吃東西。

如果應用五行的原理，嘴是由胃腸所掌管，而舌頭則是與心臟有著密切關連，但無論是哪個部位發炎，基本上都一定會需要鹽。

實例 **口腔疾病與口臭**

　　從事神職人員 40 多歲的 Y 某，從小開始就一直飽受口腔疾病所苦。進入團體生活中後發現，對於吃的，或是生活方式上有著諸多限制。舌頭破損，連口腔內的傷口也潰爛，無法進食，說話上也有一定的困難，身旁的人都問他是罹患了什麼疾病，怕他太過在意，還會偷偷使眼色。經過了各種檢查後，被診斷為貝賽特氏症，卻沒有什麼特別的治療方法，因為這種疾病，無法正常進食，營養狀態相當不足，也因壓力過大，內心受到了很大的傷害。想要抑制炎症，就得需要鹽，然而他的狀況卻是，其他營養也嚴重不足，那麼單單只攝取鹽分是不行的。

　　為了填補基本營養素的穀氣，將穀物粉沖泡後食用，其他食物也依照自己的口味調整鹹淡，另外再攝取質量好的鹽與水。而為了消除長久以來的緊張感，他將檸檬汁搭配蜂蜜混合喝下，並靠著健走，將原先集中於大腦的氣向下推動，也會經常做一些放鬆肩頸的運動，讓肚子保持溫暖。

　　充分補充鹽和水後，炎症會漸漸的有所控制，便秘、胃炎及臉頰發熱等症狀也有所緩解。口水正常分泌，嘴裡的異味消除，消化功能恢復後，過度排氣的問題也得到改善，最重要的是，終於可以從口腔炎中解脫了。從此之後，便以穀類為基本主食，為了保持自

己的口味，積極攝取自己想吃的食物，因而找回了健康和活力。

現在，他經常會將鹽巴放置於離自己不遠的地方，也會自己調整攝取量，只要有需要就會吃一下，能夠靠自己打擊炎症，感到非常踏實，一直把鹽當作健康的支柱。受到Y某的影響，其他同事也紛紛解開了對鹽的誤解，積極攝取後找回了原本的健康，同時也向信眾們傳播食鹽的健康養生法，還會常常反覆思索有關「光與鹽」的意義。

適合搭配鹽巴的單品

- 藉由溫熱敷療能夠將寒氣及代謝物排出，還能提高鹽巴效果的**自製穀類暖暖包**。
- 能夠隨心調整鹹淡的**攜帶型鹽巴罐**。
- 能讓體寒的人隨時能夠喝到溫熱鹽巴茶的**保溫水壺**，或是外出時方便攜帶的**保溫瓶**。
- 身體緊繃感過於嚴重，無法正常吸收鹽巴時，就要搭配**紅豆粉、檸檬汁、柳橙汁、卡曼橘、糖漬五味子**。
- 攝取食鹽時太急促，感到反胃噁心時，可以食用**酸甜的果醬或馬斯科瓦多糖**。
- 攝取食鹽後，只有臉部出現浮腫時，可以食用**高粱粉、咖啡、艾草茶、黑巧克力**。

軟化體內的僵硬

⚠️ 放鬆集結成團與僵硬的東西

鹹味能夠「軟堅」，就是指能將堅固的東西軟化。加了鹽巴後，原本硬梆梆的白菜變得柔嫩，堅硬的梅子也能搖身一變成了醬菜。**鹽氣不足，身體與心靈就會硬化**，各個地方變得緊繃，**疼痛的部位也就變多了**。腰和背感到疼痛，小腿肚過於緊繃因而抽筋，循環無法正常運作，造成各式各樣的症狀產生。要是集結成團的氣結過多，體內或皮膚表面上，就很可能長出像是小腫塊的東西。喉嚨內的痰未完全清除，就可能黏在喉腔內，也可能引起氣喘，而口水過於黏稠，就容易凝結在嘴角，不易滑落下來。除此之外，皮膚組織失去細嫩感，變得粗糙或長繭，手指甲和腳指甲都變得僵硬，尤其**是有膀胱經絡經過的小拇指，很容易出現彎曲或指甲變形的情況**。

然而攝取乾淨的鹽巴後，就能排出體內的寒氣，堅硬的小腫塊也能軟化消除。原先集結成塊的部分也得到了舒鬆，自然就能恢復。咳嗽很嚴重或肺不好的人，如果要去除肺部內的黏液和黏稠的痰，則需仰賴鹹味。

《醫學入門》中有一段提及，鹽巴能夠除去寒氣與熱氣，化開濃稠的痰。藉由水與鹽能夠軟化堅硬的特性，就能讓黏稠的狀態轉變成流動性且鬆散的。水與鹽一開始進入體內時，咳嗽感覺好像變得更嚴重，但黏液會漸漸被稀釋，體內的痰被咳出，氣喘也就消失了，肺與支氣管也變得更加舒緩。如果是苦於嚴重便秘的人，充分補充水與鹽，且做好肚子保暖的工作後，就能軟化原本硬如木棒的糞便，並將體內堆積已久的宿便輕鬆排出。

▲▲ 比生小孩還難熬的恐怖時期

吃了有點鹹味的食物後，最快感覺到的變化便是快速排便。攝取鹽巴後，讓許多人順利排出原本固積已久的宿便，其實深受便秘之苦的人，很難用言語去表達那種痛苦。也有些孩子排便時，需要耗費不少力氣，甚至還會累到出汗，痛苦到嚎啕大哭。如果體質是天生就容易堆積的孩子，便秘會更加嚴重，而其他可能就是因為鹽氣不足，導致無法將糞便向外推出，才會感到如此吃力。

許多父母看了育兒書和網路資訊後，會認為養育孩子最好的方式就是應該無鹽或低鹽，這樣才使孩子健康成長，但其實並不然。有味道的副食品是好的，雖然餵養母乳能夠增強自然免疫能力，然而在開始攝取外部食物，或是製作副食品時，必須要有點調味，才能促進消化，以免腸胃不適，以前的奶奶們都是以湯用醬油調味後再來餵養小孩，因為她們非常了解，要是缺乏了鹽氣，消化就會異常，體內就容易堆積糞便。

老人家的便秘非常嚴重，所有動植物都是如此，因為當年齡愈長，體內的水氣就會愈來愈乾。要是連鹽分都不足時，水分也無法被吸收，即便再怎麼勉強自己喝水，也無法留住體內的水分。如果被診斷出高血壓或糖尿病後，採取低鹽飲食，或是長期服用含有利尿劑的藥物，就會讓便秘更加惡化。鹽分不足，造成血液混濁，身體變得緊繃僵硬，假使一直維持著這個狀態，糞便也會變得乾硬，也就更難向外排出，因為會硬得像是石頭般。

糞便如果變得粗壯乾硬難以排出，就必須進行灌腸，也有些情況嚴重到必須用手挖出，即便如此勉強幫助了排便，但要是再次嚴重堵塞，很可能會因缺氧而昏迷，也有發生過肛門撕裂，導致排便時出意外的事件。尤其便秘嚴重的人，因為他們平常氣都聚集於大腦，無法將能量向下推動，在排便時過度用力，造成「氣」一股腦的向上衝，就可能使腦血管破裂，引發腦出血。

鹽與水能夠幫助組織軟化。鹽分進入體內後，就能軟化糞便，滑順的快速排出，達到快速排便的效果。我們應該依照口味，充分的攝取有鹹味的食物，而不是採取低鹽飲食，然後再喝下大量的水。海苔、裙帶菜、海帶、大醬、湯用醬油及魚蝦醬等鹽分含量高的食物都很不錯。

當便秘嚴重時，額外單獨攝取鹽巴，會更快見效，因為攝取了足夠的鹽和水，身體就能產生熱能。購買質量好的鹽巴，每天食用 2 ～ 3 次，可以另外搭配水或果汁，或是飲用熱呼呼的鹽巴水，也可以在熱水中加入大醬湯或湯用醬油。為了放鬆平時緊繃

的部位，就要時常保暖肚子。根據上述方式，補足了鹽分後，便秘這種事自然就能解決了。

實例　嚴重便秘與大腸無力症

70 幾歲的 P 某，長期深受便秘所苦，大腸也被醫生斷定無法正常發揮功能。長期服用便秘藥，但都沒有什麼效果，還要定期進行灌腸才能幫助排便，但有時還是會因過度堵塞，造成意識喪失。平時他都採取低鹽飲食的方法，也會一直攝取高纖維的果菜汁。因為聽說多喝水有益健康，所以會在空腹時喝冷水，如果一直放屁，覺得肚子悶悶時就會常常喝冰水。然而這種為了健康的低鹽飲食、冰冷的蔬果汁，以及冷水等，會讓身體變得寒冷，也正因如此這才是造成糞便阻塞的最主要原因。醫院雖然幫他預約了大腸切除手術的日期，但他不想就這樣裝上人工肛門，過著這種苟且偷生的日子，最後還是放棄了手術，找尋其他方法的時候，接受了諮商。

為了要先讓糞便能夠順暢，一律禁止再飲用冰水，改成了熱水，一天攝取三次的鹽巴。將帶有鹹味的海苔、裙帶菜、海帶或湯用醬油當作小菜食用，正餐外也會額外搭配水攝取 3～4 次的鹽，在肚子上放上穀物暖暖包進行溫熱敷療。結果不到兩天，原本堵塞的糞便開始暢通了，之後每天都能順利進行排便，他說藥物或灌腸的外部幫助都毫無效果，現在竟然能靠自己排便，這還是十多年來第一次。

體會到鹽的力量後，變得很認真攝取食鹽，曾經近乎無鹽的那

些食物，也開始會依照自身口味調味食用，終於找回吃的快樂。此後，一感覺到好像要便秘時，就會增加鹽和水的量，並且幫肚子保暖，現在再也不會為便秘所苦，健健康康的生活著。

實例　慢性痔瘡、感冒與炎症

產後便秘嚴重，並患有慢性痔瘡的 K 某，只要站著就會疼痛難耐，幾乎沒辦法出門，只能一直趴著，因此甚至還得到了憂鬱症。為了有過敏的孩子，選擇使用有機食材，在飲食上費盡心思，但因為都是以素食為主，又近乎無鹽，所以身體是處於一種極度缺乏鹽分的狀態。媽媽的身體健康不理想，孩子們也跟著容易罹患感冒及炎症，便秘也非常嚴重。

學習自然養生法後，才理解全家人為何都會患有炎症，這時才發覺，原來依照口味飲食是多麼重要的一件事。後來就決定改食用穀類為主的主食，並且適當補充食鹽，還會使用冷熱敷袋，使患處能夠變得溫暖，也會利用滾沸的鹽巴水沐浴或燻蒸。充份攝取鹹味及水分後，糞便變得柔軟，便秘消失，原先患有痔瘡的部位也恢復正常。讓孩子們攝取稍有鹹味的食物，以及額外補充鹽巴後，便秘就自然被治癒，感冒和發炎也很快好轉了，能夠盡情食用喜歡的食物，和媽媽之間的關係更加和諧，皮膚也變好了。

掃除體內的髒汙

△△△ 消除瘀血，淨化血液

　　鹽與水在我們體內，扮演著許多重要角色，其中之一是淨血作用，也就是淨化血液。要是無法排出廢棄物、重金屬或是一些不必要的物質，就會產生各種問題，臉色變得暗沉，身體也會散發出異味（腐爛味、臭味），體內許多組織硬化，每個地方都變得緊繃，痠痛的地方增加，就很容易會受傷，而且不只會感到疲勞，細胞交替的速度也會緩減，皮膚就會粗糙，那麼氣色也會不好。雀斑與黑斑都是死細胞的一種，乾淨的水與鹽能夠促進細胞再生，就能幫助產生新細胞。

　　如果要讓身體淨水器「腎臟」能夠正常運作，就需要充足的水與鹽。**鹽巴會和水一起透過腎臟，將體內的毒素排出體外，附著在重金屬、脂肪、有害氣體上，將其帶往外面，而尿酸、尿素與活性酸素等殘渣便會藉由尿液與汗水排出**。腎臟內有 200 萬個腎元，構成其中要素之一的絲球體，每天會過濾 160 公升以上的血液，再次吸收乾淨的血液，剩下的便會形成尿液。然而要是排泄無法正常，體內的毒素便會累積，就可能發生膀胱炎、腎盂

炎、泌尿道結石或腎臟病。

缺乏水和鹽時，腎臟就無法順利作用，血液就會變得黏稠。混濁的血液很難通過細長的微血管，細胞就無法接收到乾淨的血液，運作就會異常。視力退化，且腦血管阻塞，代謝物黏附在血管壁上，就會引發高血壓、動脈硬化及高血脂症等問題。骨頭、肌肉和皮膚弱化，生長與再生也會鈍化，只有血液乾淨，才能讓流動順暢，氧氣和營養順利運送，身體能量才得以產生，而原先為了推動混濁血液而升高的血壓，也能夠從高血壓的狀態中好轉，恢復自然調節。

遭遇骨折、跌打損傷或交通事故等意外後，一定需要水和鹽。瘀青的地方是因為有淤血堆積在那，在這時攝取食鹽，就能夠疏通積血，使其流動。受傷或發生意外時，要比平常攝取更足夠的鹽，有助傷口復原，並減少後遺症。

⛰️ 用鹽巴當個好皮膚美女

大家都知道，埃及豔后和楊貴妃等這樣的絕世美人，都會以鹽巴沐浴，因為可以使皮膚更加滋潤。以適合自己的方式，持續攝取食鹽的人，通常都不太會有皮膚問題，會讓皮膚昇華到無斑紋的狀態。鹽巴推動代謝物及殘渣，並將其踢出身體，幫助血液淨化，另外也有益於水分調節、避免乾燥、消除炎症，防止皮膚問題或粉刺等。以前可能會定期去進行皮膚保養，或是一個化妝品就要花費數十萬韓元，但現在就算只用廉價的化妝品，

人家也會稱讚皮膚好。或是本來一定要擦上遮瑕才能出門，現在只要擦點化妝水和乳液，素顏出門也不怕。

鹽巴具有殺菌、淨化與保濕功能，讓人再也不必擔心皮膚問題，水分上升，皮膚彈性變好，就連皺紋都能舒展開來。外在塗抹的化妝品再怎麼好，都永遠比不上由內開始的補充。

實例　酒糟性皮膚炎與毛細血管擴張症，小粉刺

40初歲擔任教師的P某，因為酒糟性皮膚炎與毛細血管擴張症，還有各種的皮膚問題，在醫院接受了雷射治療，也長時間使用了醫院所開立的藥（類固醇、抗組織胺及抗生素等），對於身心靈來說，是一段相當難熬的時期。不只是皮膚問題，還飽受過勞、過重、頭痛、暴食、夜尿和睡眠障礙等不平衡症狀之苦，頭腦總是昏沉沉無法集中精神，常常被笑稱是行走的醫院。

朋友聽到他說晚上都會因為上廁所，必須一直醒來後，就建議他可以吃點鹽，後來他就會在睡前攝取大約3克的食鹽。原先每次半夜都要跑好幾次廁所，幾乎無法熟睡的他，只要當天有吃鹽，幾乎都不用起床上廁所，可以一覺到天亮，讓他感到十分驚訝，因此對鹽有了信任感，開始自主實行食鹽養生法。

藉由諮詢後，終於理解自己會有這些症狀，都是因為鹽分不足所導致，開始食用穀類為主的基本食物，並且會依據自己的口味去調配鹹淡。三餐之外也會額外食用10～20克以上的食鹽，後來竟

出現了驚人的變化。本來粗糙不平的小粉刺，竟全都被剷平，而且臉上的紅潮也消失了，兩個月後瘦了6公斤，以前煩惱的大象腿和腳踝水腫都改善了。

自從開始攝取鹽巴後，食量開始減少。以前不管怎麼吃，嘴裡總還是覺得有點空虛，有種不滿足的心情，因而經常暴飲暴食，然而開始攝取鹽巴，遵循著自身的口味，吃了身體想吃的後，食量就很自然的愈來愈小。皮膚的各種症狀當然也都好轉了。第四年過後，現在雖然改變了食鹽攝取量，但習慣依舊持續不斷，調整飲食的同時也一直做好健康管理。

現在經常可以看到患有過敏的人。過敏、脂漏性皮膚炎、錢幣狀濕疹等皮膚疾病所呈現的樣貌都不同，治療方式也有點差異，但基本上全都屬於炎症，既然炎症需要鹽，那皮膚炎當然也不例外。皮膚不斷惡化，需要遮掩的地方就愈多。

因此要是吃了某種食物，出現了特定反應，那個食物頓時就立刻成了警戒對象，然而經過挑選過或避免食用的食物再多，皮膚並沒有如預期中得到改善，反而嚴重到被診斷為營養失調。

比起修復皮膚，首要之事應該是先讓身體變健康，那麼皮膚自然就會變好了。依循口味飲食，**攝取鹹的**，消化就能夠正常，體內也能夠穩定。通常有過敏的人，會很容易想要吃有鹹味的食物，像是海苔、醬牛肉、醬菜等，有點鹹的小菜也覺得很好吃。尤其小孩子的胃口相當好，對於食物沒有什麼偏見，只要餐

桌上放有鹽巴，就能看到他們吃的鹹度相當驚人。

有些人是只喜歡吃鹹的食物，也有人在正餐外，一定要再額外攝取好的食鹽。就如同有些火只要幾台消防車就能立刻平息，也有必須花費好幾天才能撲滅的火，每個人所需的鹽量，都會根據當下狀況有所不同。

實例　過敏與錢幣狀濕疹

30多歲的Y某在結婚前就飽受皮膚問題之苦，生下第一個孩子後，從手背到脖子、腳背和小腿，都出現了錢幣狀濕疹（圓形或錢幣形狀的濕疹）。即便使用了類固醇洗劑和軟膏，也只有一時效果，還是會再次發癢，且愈來愈嚴重，中西醫及民間療法等都嘗試過了。

因為發癢都無法正常入睡，大腦總是渾渾噩噩，氣色也不佳，日常生活幾乎被嚴重影響，整天都處於疲憊的狀態中。

由於看了書籍、網路社團中的資訊，開始吃得清淡，幾乎不吃肉與海鮮，一天都喝2公升以上的水，然而濕疹卻愈來愈嚴重，惡化到連脖子都出現了各種大大小小的斑塊。她從小學開始，就因為過敏性鼻炎開始服藥，平常會收看健康節目，還會食用對身體好的糙米飯與蔬菜，盡量避免一些「又鹹又油」的食物，如此挑選下來，反而使皮膚與身體狀況都變糟，只好找尋其他方法。

諮商過後才發現，自己一直以來刻意限制飲食，完全不顧身體的意願，因此現在開始攝取能夠消除緊繃的酸味，同時再搭配鹽巴一起。起初對於身體出現浮腫的狀況有點嚇到，但就如洗碗洗衣時會浸泡出汗漬，鹽巴進入身體後，一開始會很想喝水，會短暫出現水腫，但了解原理後就沒那麼擔心了。三天過後，水腫消失，原本腫脹的傷處結痂，幾乎脫了 10 次皮，終於開始長出了新的肉。癢的時候就攝取酸甜的東西，幫助肝膽放鬆，化膿時就會提高食鹽攝取量，再讓身體充分休息。靠著健走將聚積在大腦的氣向下推動，睡覺時就在肚子上放上穀物暖暖包，讓肚子可以時常保持溫暖。並且依照自己的口味食用酸甜的水果或是有加油的食物，也會盡情食用喜歡的巧克力。以前對咖啡因相當敏感，只要喝一杯就會覺得心悸，整晚都無法入睡，但自從開始攝取食鹽後，竟然可以開始享受咖啡了。要是不小心鹽巴過量，胃就會發出警訊，嘴唇會有點發癢，或是體內會不太穩定，但這時就會自然的想吃有甜味的食物，喝杯加了馬斯科瓦多糖的熱茶後，症狀就神奇的消失了。

　　過了約莫一個月，皮膚開始變硬、傷口癒合。每次一出現變化，Y 某就會尋求諮商，並實行適當的養生法，久了之後自己也能夠理出頭緒。雖然症狀很夠快速消除，然而細胞和組織想要再生，是需要一段時間的，在努力不懈大約三個月後，皮膚不知不覺間就好轉了，又過了六個月後，開始會聽到有人稱讚她是位好皮膚美女。曾經因為鹽分不足所產生的問題，例如鼻炎、消化不良、心悸、掉髮和眩暈等症狀，全都自然的改善了。

　　以前都只選擇對皮膚好的食物，不好的都一律禁止，然而現在

依照自己口味攝取後，不僅皮膚變好，也找到了真正的自由，終於得到了解脫。之後出生的第三個孩子，和前兩個有過敏的孩子不同，不只皮膚，各種面向都很健康也很有活力。今年已經是實行食鹽養生法的第五年，利用自身的經驗照顧丈夫，也讓孩子們適當的攝取食鹽，保持著健康狀態。

△△△ 鹽分不足所招致的糖尿病、肝炎、鼻竇炎

糖尿病是因為胰臟的胰島素分泌異常，無法分解糖分，有種糖尿病腎病變，是因腎臟功能退化，無法區分廢棄物與營養素，使得尿液與血液中帶有糖。尤其與鹽分不足相關的糖尿病，即便努力運動也不能正常調節血糖，外型通常都顯得消瘦。主要的問題在於腎臟虛弱，而非血糖值，在透過檢查確診前，其實身體早已發出各種警訊。

這時應該以五穀雜糧為主攝取基本營養，再搭配鹽巴一起食用，恢復腎臟功能，以便能夠轉化營養成分，並將廢物排出，才能正常調節血糖。運動時，選擇健走會比跑步好，慢慢的進行熱身產生熱能，再慢慢的讓身體平靜，如此才能讓後側產生力量，腎臟的水氣就能變好，血液乾淨，疲勞改善，腰痛或水腫都能漸漸好轉。

實例　肝炎與鼻竇炎

40多歲的男性P某，為了要進行鼻竇炎手術，特地到醫院檢

查，結果被診斷出第一型糖尿病和 C 型肝炎。第一型糖尿病天生無法自行分泌胰島素，因此一輩子都得人工注射。從此每天都必須測量血糖，還要忍受針筒的折磨，就這樣過了幾年後，他覺得不能就這樣下去，因而參加了健康自立課程。P 某的鼻竇炎、糖尿病和肝炎，皆是受到鹽分不足的偌大影響。雖說體質上本身腎氣就比較弱，但由於工作的關係，喝了很多酒，又加上沒有做好身體管理，因而讓肝及腎臟變得更加虛弱，那麼腎臟的淨化功能便會下降，又因為糖尿病必須慎選甜食與鹹食，反而迫使症狀更加劇烈的惡化。那種粗大痘痘之類的炎症覆蓋了臉部，就連背部和腿部也出現了。

　　但比起血糖調節，他也認同更重要的是先讓身體變健康，使腎臟變得強壯，解決根本原因。他開始食用基本穀食，實行養生法並且攝取乾淨的鹽巴。約莫過了兩個禮拜後，他發現臉上和嘴角周邊的痘痘都消失，就連背部和腿部的皮膚都變乾淨了。感受到身體的變化後，他停止了胰島素注射，檢驗血糖後發現，幾乎和以前有注射時沒有什麼太大的改變，就這樣一個月、兩個月，甚至一年，早已完全沒有打針這件事。這段期間鼻竇炎不再復發，睡眠良好，原先不舒服的症狀和龐大的疲憊感都消失，身體整個變輕了。上廁所的次數減少，也不再覺得總是吃不飽，氣色好轉，看起來相當有精神，髮質也變好了。

　　從此非常勤奮的實踐養生法，也繼續維持攝取食鹽。發炎或覺得疲勞時，就會大幅度提高攝取量，恢復正常時又減少，藉由身體的訊息，進行自我調節，目前已經超過五年以上沒有注射胰島素，但依舊維持著健康。

65 歲左右的 J 某，自從被診斷出有糖尿病後，就一直認真的管理著自己的健康，透過飲食療法與規律性的運動控管血糖指數。但不知從何時開始，連藥物都無法調節血糖，他對此感到相當苦惱。由於全身很腫脹，連睡覺也很不舒服，一個晚上至少因為一兩次的夜尿，中斷了睡眠，另外尿失禁、眩暈症、手腳發麻、髮絲變細或髮量減少，這些都是很典型食鹽不足的症狀。

了解鹽巴的重要性後，才發覺以前所採取以蔬菜為主的低鹽飲食療法，其實根本不適合自己。從前考慮到健康，幾乎不吃外食，料理時為了留住食材的原味，在素菜或湯裡幾乎都不調味，然而所有菜餚都是以蔬菜為主，久了之後身體已經呈現嚴重鹽分不足的狀態。能夠排出廢棄物與水分的力量過於微弱，所以即便沒有喝很多的飲料或水，身體還是依然很腫脹，這就是腎臟機能下降所產生的糖尿病。

因此他決定要先讓根本的腎臟變得強健，而非只單純調整血糖值，因為是腎臟力量不足，才導致血糖無法調節。當他了解到得先培養出腎臟的力量，血糖調節才能夠正常後，便開始努力攝取水與鹽分，以前總是勉強自己吃得清淡，現在會配合自身口味進行調味，不僅食物吃起來更加美味，消化也得到改善，體內狀態變得很穩定。除了三餐，每天會額外喝個兩杯左右的鹽巴茶，讓身體更加溫暖，也可以補充鹽分及水分，之後測量血糖時，他也非常訝異血糖的調節竟然可以變得這麼正常。藉由雜糧獲得基本營養，持續著

健走與休閒活動等健康的生活習慣，再配合食鹽的攝取，效果因而更快顯露出來。半夜不再醒來上廁所，尿失禁和眩暈症也不再發生，身體不再浮腫後，整個人都變輕了。

原本很苦惱臉蛋愈長愈胖，現在還被人說下巴有了線條，整個人都逆齡生長了，因而感到特別開心。整體而言，身體有了能量，煩躁減少，笑的日子也變多了，原本急躁的性格變得緩和，與家人間的衝突也減少了。目前已經 70 多歲的他，每天還是會在正餐外攝取 9 ～ 12 克的鹽，不只糖尿與血壓等指標上的數值都很良好，整個人也依然相當健康有活力的生活著。

實例　眩暈症、浮腫與無力

擔任教師 45 歲左右的 J 某，因健康問題過於嚴重，甚至考慮是否應該要提早退休。身體會突然癱軟無力，已經嚴重影響工作，也有消化不良、浮腫、壓力和強迫症等症狀，但眩暈症特別嚴重，曾經在路上暈倒，而被送到急診室。因為眩暈症，不只檢查了耳朵，還做了腦部的斷層掃描，但都找不出什麼異狀。進入職場工作後，同時還背負著研究所學業，體力難以負荷，時常感到無力。其實，J 某是因為看見自己的父親患有高血壓加上腦中風，一直進行著低鹽飲食，嚴格控制鹽分的攝取。但是，身體沒了鹽分，神經傳達就會出現異常，調節能力下降，而且水分和鹽分不足，就無法供給氧氣，站在身體的立場來看，就會總是想要休息，或是躺下來。

解開對鹽的誤解後，開始食用有鹹味的食物，飲食無法補

足的部分，就會另外單獨攝取鹽巴，再搭配健走和腰部運動，眩暈的狀況就這樣神奇的消失了。消化不良、浮腫和強迫症不再，連體力也上升了，再次找回健康，比預想的還更快復職，不僅身體，在精神方面也更加遊刃有餘，對任何事都能正面看待。

溫暖人們的「光的粒子」

　　鹽水的冰點比水還要低，因此即便河水結冰，但海水並不會。將裝有醃泡菜的泡菜缸埋在土裡，在 -20℃的天氣裡也不會結凍，因此寒冷漫長的冬天中才能夠有蔬菜可食。由於鹽水的冰點比水低，因此鹽水比水更能保持久一點的液體狀態，被作為除雪劑的氯化鉀，正是利用鹽巴的這種特質。身體鹽分不足的話，身體就會變冷，骨骼也會變得脆弱，因而特別容易感到寒冷。藉由鹽分與水分填補體液，才能促使能量來源的消化、分泌、呼吸正常發揮功能，體溫就能穩定不變。

▲▲ 寒症、低體溫、上火

　　水與鹽屬於水氣，有壓制的作用，能將上方的熱推往下方並使其平均流通，因此若是過度缺乏，血液便會混濁，血管中堆積過多的廢棄物，阻塞了細長的微血管，血液供給就無法順利運作。微血管堵塞的話，無法將其中的廢棄物排出，氧氣和營養就無法正常供給，此時身體無法接收到乾淨的血液，舊有的氣會繼續就此堆積，因此當年齡漸長，就會出現手腳冰冷的問題。只有讓溫熱的血液流通，身體才能溫暖，若太過冰冷，就容易出現腹

痛、腹瀉、手腳發麻、皮膚問題、關節疼痛等症狀。

當身體寒化，生命本能的為了讓體溫上升，就會促進心臟激烈跳動，在胸口便會產生熱能，而臉部和上半身就會感到發熱。但從心臟產生的熱，因無法向下移動，就很容易累積在皮膚表面及上半身。很多人誤以為自己的體質屬於較為熱的，但意外的，其中有不少人其實患有寒症。由於缺乏鹽分和水分，造成體液不足，只能先供給到最重要的地方，像是大腦和重要的臟器，而手腳這種身體的末端，就只能減少血液的循環量，因而才會產生手腳冰冷的問題。寒氣堆積過多，就會造成臟器或組織異常，像是典型寒症的癌。

因寒症和低體溫而患有各種疾病的人，很多都說吃了鹽後，身體變暖了，讓熱氣可以平均分布於全身，有些比較敏感的人說，開始攝取鹽後，馬上就感覺到手腳都溫暖了。而熱氣過度集中於上半身的人，更加需要鹽巴，水能控制火，將浮動的熱推向下方，使全身都能處於相同的溫度。

⚠ 提升體內的溫度

許多女性都患有子宮肌瘤，但這跟年齡並無關聯，有人並沒有任何自覺症狀，是透過定期檢查才發現，也有很多人是因為苦於血便或極度的疲憊感等症狀檢查後才確診的。子宮寒冷，血液供給異常，可能就會引發肌瘤、囊腫、子宮內膜炎、子宮內膜增生症等疾病。**比起女性來說，男性雖然比較少會受到寒氣的**

迫害，但隨著年紀上升，血液循環變差，體內和手腳也會變冷。

　　攝取乾淨的純鹽、水和穀食，能充分獲得營養，健走能使體溫上升，就能改善先前因為寒冷所產生的小腫塊，還有不順利流動的那些，頭腦變得清晰，身體暖化，僵硬放鬆，軟化腫塊或去除，就連四肢都變得溫熱，還能夠睡得相當深沉。

實例　前列腺異常與腰痛

　　60 多歲的 H 某，一直認為自己透過規律飲食及運動，維持著健康，然而隨著年齡上升，他的腰部變得很不好，腿部發麻，聽力也變差，產生了各種不方便。尤其想要小便時，很難忍得住，必須馬上到廁所，讓他覺得無法很輕鬆的上廁所，晚上也總是忍不住，必須醒來好幾次，因而非常苦惱於前列腺問題。由於排尿方面出了問題，讓他開始避免外出或與人見面，因而產生憂鬱感。

　　他喜歡每天飲用 2 ～ 3 杯的咖啡，也很愛吃麵包或餅乾等有甜味的零食，但長期鹽分攝取不足，以身體的角度來看，為了調整體內的鹽分濃度，只能一直藉由尿液將水分排出。體內太多的熱，讓他必須開著窗戶，才能好好睡覺，因而覺得自己的體質過於燥熱。平常都會飲用冷開水或冰箱內的冰水，或是選擇淨水器的冷水。隨著年齡上升，血液循環變差，體溫下降，很多地方都有緊繃或氣結的現象。雖然他本身並不是屬於飲食清淡的人，但光靠飲食，身體還是處於鹽分相當不足的狀態，是需要額外補充鹽分的狀況。

為了消除前列腺肥大，H 某每天會額外攝取 2～3 次的純鹽和水，像是在溫熱的大麥茶或水中加入 3 克左右的鹽並喝下。早餐會食用六氣雜穀所製作的穀物餐，避免再飲用冰水，選擇常溫水或熱水，時常會在肚子下方放溫熱敷袋。睡覺時開啟地暖，讓背部和腿部都能感到溫暖，空氣也變得很舒服，睡眠品質變好，再也不會感到煩悶。原本一直很煩惱頻尿問題，變得很不喜歡喝水和吃水果，但因為和鹽巴一起食用後，就算喝了再多水，反而上廁所的次數減少了，還能一次就舒服的小便。緊繃的下半部位，也變得放鬆，半夜不再突然醒來，深度睡眠的日子愈來愈多。

　　以前因頻尿而討厭的外出和旅行，現在終於能夠又重新開始，也再次找回了生活的活力，出門前一定會先吃點鹽，尤其每次要進行長距離的旅行時，都不忘帶上鹽巴以便隨時食用。現今已經是 80 多歲的他，已經持續了 10 年以上的食鹽攝取，不只解決了前列腺問題，也沒有高血壓、糖尿等其他慢性疾病，還保持著一口健康的牙齒，皮膚和外貌看起來比實際年齡還年輕了 10 歲。體力也依舊相當好，身邊的人都會問他有什麼特別的秘訣，健康狀況好的就像細水長流般平穩。到現在還是會根據自己的口味，食用喜歡的鍋湯或湯品等湯類料理，每天再額外攝取 3～6 克左右的食鹽。

逮捕乾燥！

掉髮、乾癬、老化、皺紋

　　小孩子皮膚的重點是水分，新生兒體內的水分大約是80％。愈年輕的樹木，水氣會愈多，但隨著年齡上升，便會逐漸減少，那人也是如此，年紀的上升，會讓我們的水分逐漸遞減，然而若因為這樣，就無條件的攝取大量的水分，身體是無法全部吸收的。**想要留住水，就需要鹽，無法留住水的身體，就會變得乾燥，就容易長出皺紋。**炎熱乾燥的沙漠中，花草無法生長，那麼在乾燥又充滿熱氣的頭皮上，頭髮又怎麼能夠容易生根呢？嚴重缺乏鹽分時，就不會想喝水，但因為有不少人會說水對健康很好，就會勉強自己喝很多水，可是此時的身體無法保留住水，只能將其排出。鹽分和水分的不足，使得廢棄物無法排出，皮膚變得暗沉，也會長出很多粉刺或斑點。

　　藉由無鹽飲食減肥的同時，也會促進皮膚急速的老化。這種短時間內為了減肥所實行的無鹽飲食，很容易又會使體重再次增加，**而且失去的其實是水分，而不是脂肪。**喪失了水分，皮膚和肌肉少了彈性，看起來比實際年齡還多了幾歲，感覺像是急速

老化似的，可能會引發眩暈症、耳鳴、消化障礙等，或是月經失調之類的後遺症。

但只要充分補充鹽和水，就能擁有 Q 彈的好肌膚，這是擦再多的保濕乳液也比不上的效果。累積在大腦的熱氣向下輸送後，頭皮有了力量，就能停止掉髮，髮質也會更有生氣。若是缺乏鹽分與水分，會造成全面性的掉髮，尤其頭頂和後方會更加嚴重，也會出現嚴重的自然捲，充分食用鹽巴或是含有鹽分的發酵食品，就能讓我們擁有一頭烏黑茂密的秀髮。

⚠ 多痰、鼻炎、顎關節異常

實例 顎關節異常、過敏性鼻炎與皮膚粗糙

出乎意料，很多人其實有顎關節異常的問題，30 多歲接近 40 歲的家庭主婦 M 某，也活在這深深的恐懼之中，因為當她吃飯或說話時，很容易突然就下巴脫臼，無法將嘴巴張得很開，笑或唱歌也是這樣，甚至都不敢去看牙醫。並且，喉嚨裡的濃痰總是卡在裡面，實在非常痛苦，過敏性鼻炎和偏頭痛讓她幾乎都無法正常生活。長期服用抗生素，就連在醫院都還是會覺得擔憂，超過三年以上沒有月經，因而被診斷為提早停經。這是很典型的寒症，還能看出嚴重缺乏鹽分和水分，加上會感到嚴重的疲憊感，時不時都需要坐著休息一下，體力簡直見底了。

這種情況下雖然非常需要鹽，但由於身體過於寒冷，血管都收

縮了，很難達到吸收的作用。若是只攝取鹽巴，身體的抵抗作用會很強，可能引發嘔吐或腹瀉。首先要透過汗蒸和足湯，幫助身體溫暖，將寒冷硬化的部分舒展開，再搭配水和鹽，能夠恢復肝膽與心泡・三焦氣運的酸味，以及帶有澀味的食物一起食用，緊繃的部分就能放鬆了，另外也藉由穀物獲得營養，以每週為單位，逐漸增加食鹽的攝取量。

過了幾天後，原本牢牢堵住向後倒流的鼻水，開始向前流出了。持續攝取食鹽後，情況有了顯著的改善，粗糙的皮膚有了光澤，下巴位移的狀況大大緩和，有了鹽分的進駐，快速抑制了發炎，鼻炎症狀消失，連痰也被稀釋而去除了。口水分泌增加，消化液正常產生，食慾因而增加，能正常進食後，身體恢復穩定，終於能夠享受吃飯的時間。在那之後，再也沒發生過下巴脫臼的事情，可以盡情說話大笑，恢復精神後，帶小孩和日常生活當然沒問題，就連旅行和休閒娛樂都可以放膽去做了。

鹽是補氣聖品，
是生育的能量

鹽，生產與富裕的象徵

鹽，具有生產與富裕的能量，因此人們認為無法生育的夫妻，是因為鹽氣不足的緣故。鹽商被認為是性慾和精力強健的最佳男性代表，有習俗流傳下來，據說只要吃了放在村內神殿或城主領地內的鹽，就能解決不孕的問題。

尼加瓜拉的印地安人，從撒下玉米種子到收割前，都不能食用鹽巴，因為只要吃了，就很難忍著性慾。墨西哥惠喬族（Huichol）的印地安人，與神靈交流過後，不會食用鹽，也不會發生性關係。巴黎國立圖書館所收藏的版畫〈向丈夫撒鹽的女人們〉（1157 年），可以看到女人們圍成圈，將鹽灑在丈夫的屁股上，在圖片上方的詩句寫著「和這個鹽一起擁有強健的體力吧」，在過去妻子們為了提升丈夫的精力，會這樣撒上鹽。如此看來，無論是東洋還是西洋，都認為鹽是精力的象徵。

鹹味的鹽，與水氣的腎臟相關，除了腎臟和膀胱，子宮和前列腺等生殖器官都包含在內。婚禮結束後，會抽打新郎的腳底板

是為了刺激足少陰腎經的湧泉穴，幫助他能好好度過新婚之夜。若是水氣不足，就不會產生慾望，或是只空有熱情，但卻無法跟隨著身體的意思而行，就像在乾柴上點火，很快就能燒起來，但也很快就會熄滅。太過乾燥的柴火雖然很快點燃，也會很快熄滅，所以要讓柴火保持適當的濕度，才是長久之計。

　　水與鹽的不足，造成血液混濁，若是流往心臟，就很容易疲累。雖然會很快感覺興奮，但卻不持久，火很快就熄滅了，必須讓水氣的腎臟強健，才能將氣血帶往下方。在缺乏水與鹽的狀態下，就無法形成水生火降，熱會一直聚積在上，無法將血液輸往生殖器官，就會產生陽痿、早洩和精力減退等問題。若是血管硬化，或是附著太多不純物質，血液循環就無法正常，血管就容易老化並失去彈性，而且具有柔軟光滑特性的水氣要是減弱，就會變得僵硬。被稱為津液的精液，也無法正常產生，精子數減少，

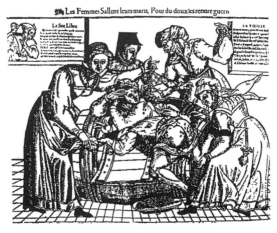

▲ 向丈夫撒鹽的女人們，巴黎國立圖書館收藏（出處：Mark Kurlansky）

分泌物黏性提高，若是女性，賀爾蒙分泌就會出現問題。缺乏水分，分泌物就容易不足，或是沒有性慾，在性事上也會產生障礙。

有了鹽，就能充分保留住水，就能作為製造賀爾蒙和分泌物等津液的原料來源。腎臟功能正常，血液乾淨，循環就能恢復，才能再次擁有健康的性生活。其實很多因為子宮肌瘤、乾癬、掉髮、前列腺或關節炎等問題，開始攝取食鹽的人，後來常常會聽到他們的感謝，聽說就連原先已不再期待的夫妻關係都變好了。

△△△ 無法表現也說不出口的勃起障礙，性慾減退

在年輕的男性中，很多人有著勃起障礙的困擾，最糟糕的是在精力旺盛的高中開始，就有男性出現這樣的問題。尤其是在學生時期，被稱為模範生，又全心全意投入於升學考試中的人中，還真的不少呢！氣大多都聚集於頭部，身體反而幾乎都沒使用到，所以即便是幻想或做夢可以讓他們勃起，但在現實中就是無法。大部分人說本來覺得只要進到大學，或是就業後問題就能自然得到解決，但並沒有這麼順利，而且還產生掉髮、鼻炎、高血壓或痛風等更嚴重的問題，苦笑著說只好先放棄去思考勃起問題。

另外，在精力正常的人之中，有不少人雖然可以很快勃起，但持續的時間太短，因而感到相當困擾。如果是女性，由於身體正處於水與鹽不足的狀態下，長久下來幾乎都無法產生性慾，

或是體內的津液太少，讓性生活變得很痛苦。如此會讓夫妻之間避免同床，也會讓彼此的嫌隙加深，愈是這種狀況，就愈需要去了解對方的身體狀況。

水氣缺乏時，無關性別，雙方間的性生活都會變得困難且不愉快。水與鹽是水氣中最基本的，只要補充了讓身體恢復平衡，問題自然就能夠解決。

實例　勃起障礙與掉髮

接近 40 歲的上班族 S 某，因為椎間盤突出、掉髮和慢性疲勞等大大小小問題，花費了很多心思在健康問題上，但最讓他感到最苦惱的問題之一是勃起障礙。藉由諮商後才知道，原來掉髮、腰病、勃起障礙、耐力不足、汗水調節異常等症狀，並不是全都毫無關聯，也終於了解這段期間，身體所發出的警訊都是有系統性的。

後來他每天都會攝取一餐以上六氣雜穀為主的主食，也會依照自身口味去調配鹹淡，正餐外再額外攝取 3 次左右的食鹽。在一般市場銷售的麥茶中，加入了 1% 濃度的鹽巴，從中午開始就會以此代替水，或者也會在運動飲料中加鹽喝下。再透過健走培養體力，以及可以強健後背力量的腰部運動，偶爾也會做點能放鬆的體操。過沒多久，疲憊感改善，夜尿也不再發生，跑廁所的次數減少，各種正面的變化開始出現了。

接著大約過了兩個禮拜，勃起障礙的問題也解決，效果快得讓

他自己也吃驚。現在也改掉吃太快的壞習慣，食量整體下降。體質上水氣偏向虛弱的他，再加上父親有高血壓，全家人長久以來都習慣低鹽飲食，原來就是這樣，才會讓他鹽分不足的狀況更加惡化。

堅持不懈實踐養生的他，過了幾個月後，髮量增加，頭皮也變得更加乾淨。以前臉色總是蒼白，現在終於紅潤了起來，皮膚變好，掉髮問題解決，自信心也上升了。起床時會覺得睡得特別好，不再感到疲累，體力增強後，執行力上升，工作和人際關係等全部面向都積極的改變，出現了實際成果。五年後的現在，依然會自己去調整鹽的攝取量，並且活用於健康管理的基礎上。

如果現在剛好苦惱於不孕或流產

不孕，首要先做的就是讓身體變健康。若是因為此問題來諮商，我都會先跟他們說，要先放下想懷孕的想法，先讓身體健康吧！懷孕需要水氣、熱氣和肥力（營養），而在水氣和熱氣中扮演最重要的角色便是鹽。

生命可以活在沒有光的地方，但絕對無法活在沒有水的地方。五行的氣必須全部達到剛柔並濟，尤其重要的是要讓水氣能夠苗壯，那麼男性的精子數才能增加，活動力也能增強，而女性就能擁有適當的熱氣和水氣，身體就能轉變成能夠孕育生命的狀態。接受不孕檢查後，被判定為精子數過少或活動力不足，接著就要煩惱是否要進行人工受孕。也有些狀況是精子數和活動力都沒問題，但就是難以受孕。

男女在陰陽關係上來說，所有面向都是互相的。女性，為了保護陰道和外陰部，會產生酸性分泌物，相反的，男性的生殖器會產生鹼性分泌物及碳酸氫鈉，用來中和酸性，讓精子能夠存活順利完成受精，但假使鈉含量不足，那麼即便射精了，受精的失敗率還是相當高的。

案例　子宮肌瘤、生理痛、不孕

40 多歲的 J 某夫婦結婚已超過 10 年，卻還是沒有小孩，為此感到相當煩惱。跑遍了各大中西醫門診，甚至還試過了艱難的試管嬰兒，但始終還是無法擁有小孩。夫妻倆早已心力交瘁，對於懷孕根本不抱希望了。妻子 J 某其實身體很不好，患有子宮肌瘤、甲狀腺異常、失眠、腸道激躁症和過敏性鼻炎等，常常會睡到一半就全身發麻，發出慘叫聲，身心靈飽受折磨。從國中開始生理痛就特別嚴重，甚至曾經還沒辦法去上課，成年後要是沒有止痛藥，就難以熬過。

血液循環不好，身體總是浮腫嚴重，在工作上耗費心力的事情雖然很多，但因為幾乎都沒運動，讓她的寒症更加惡化。氣全都聚集於頭部，使得眼壓升高，眼睛痛得都快掉出來似的，也深受頭痛之苦。身體太冷，造成消化吸收能力下降，只吃一點點就會積食，或是不停排氣，有時吃完東西會起疹子或反胃想吐，無法進食或是不能吃的東西太多，嚴重營養不良。子宮內長了好幾個肌瘤，即便去除了，但過了幾年後又會重新長出來。全身就像綜合醫院似的，到處都有各種病狀，這全都和寒症脫不了關係。

像 J 某這種狀況，就要去調理腎臟的水氣，讓熱能平均分散在身體各處。身體寒冷就會阻礙氣的流動，先讓身體溫暖，再食用鹽巴就能推動循環，浮腫也就跟著消除了，另外還可以攝取滋養心臟的苦味，以及強健肝膽的酸味。高粱和紅豆都有助於備孕，艾草茶、普洱茶和益母草等稍苦的茶或檸檬汁對身體也很有幫助。工作中也要經常做點腰部和肩膀運動，坐一會就要站起來，慢慢重複此動作，每天最少也要進行 30 分鐘以上的健走，讓身體可以產生熱。在辦公室工作時也可以在肚子或大腿放暖暖包。

　　經過持續不斷的實踐，氣色變得紅潤，臉部浮腫改善，身體也變得很輕。身體溫暖了，生理痛不再發生，積食的症狀也隨之好轉。匯集在上方的氣向下擴散後，晚上睡得更加安穩，大約在六個月的時候，原本已經不再奢望的孩子，就這樣到來了。若想要孕育生命，就需要水氣、熱氣和肥力，所以當寒冷的子宮有了熱氣，就能打造出適合胎兒生存的環境，自然就能夠受孕了。懷孕期間觀察自己的口味變化，盡情吃自己想吃的，也會充分的調配鹹淡，要是身體發出鹽分不足的訊號，就會額外攝取，安穩的度過了這十個月。雖然是高齡產婦，又是第一次懷孕，有著許多的擔心，但最後透過自然分娩健康的產下了期待起久的女兒。

鹽是天然消化劑

　　鹽巴不足，就無法分泌消化液，滲透壓作用無法正常，營養就不能順利傳送到細胞。消化由口腔開始，口水分泌不足，很容易就會沒胃口，就很難促進消化。鹽裡面的鈉，能夠作為胰液、膽汁、腸液等鹼性消化液的成分，因此一旦鹽分不足，就會減少消化液分泌，食慾自然就會下降。

消化、分解、吸收都一定需要鹽

　　鹽巴中的氯是胃酸的主要成分，所以要是缺乏鹽，胃液也會分泌不足。而且，若是無法將食物消毒或是分解，就會提高食物中毒的可能性。一旦缺乏氯化物，會特別不利於蛋白質的消化。

　　消化酶為了要使用脂肪，就必須透過膽汁中的膽鹽 bile salts 將其乳化。從肝分泌出來的膽汁，會在小腸將脂肪乳化後，再由消化酶處理，消化完成並在腸內分解過後，就會經由血流吸收。**若是缺少鹽分和水分，肝臟所製造出來的膽汁也會分泌不完全，就會造成脂肪的消化吸收出現異常**，吃了油膩的食物，輕易無法消化，因而產生腹痛或腹瀉。若鹽分過於貧乏，那就算攝取再多

的鈣和鐵，身體也無法進行吸收，吃得再好，就是使其無法變成身體的血和肉。

翻閱舊有的文獻，可以常常看到很多紀錄都顯示食鹽有助於消化。在《本草綱目》中記載著「鹽能夠強健胃腸，消化積食」，以及「鹽能促進食慾，幫助消化，解開心中所鬱，去除肚子內的腫塊，防止腐壞，消除異味」。另外在《鄉藥集成方》提及鹽可以調和五臟六腑，幫助消化積食，讓人變得強健。

食物的鹹淡若是不合適，就不好吃，吃完了也難以消化。腸道內充滿了氣體，就會感到悶悶消化不良，嚴重時可能就會引發嘔吐。其實吃了鹽後，會有一段時間不斷放屁，是因為鹽幫助食物消化及分解後，就會將剩下的二氧化碳向外排出。很多中老年人，被診斷出高血壓、糖尿病或關節炎等慢性疾病後，開始實行低鹽飲食卻反而造成消化不良。很多人都說自從知道鹽巴的重要性，開始依照口味攝取有鹹味的食物，並且正常食用鹽巴後，肚子內部變得很穩定，胃口也很好，或是覺得終於開始活得有滋味了。

食物就是要有點鹹，消化才會好

會在食物上使用大量的鹽，並非只是單純為了保存食物，過去冷凍冷藏技術不夠發達，所以會使用鹽巴，然而現今家家戶戶都會備有幾台冰箱，人們依舊還是會食用醬油、大醬和醬菜等鹽醬食品。鹽巴的滲透壓作用會將水分抽出，讓適當的鹽度進入，

並且抑制腐敗性微生物作用，活化有益的細菌發酵功能。鹹味可以提高食慾，因此若是沒有胃口時，醬蟹是很開胃的一道菜餚，在芝麻油中加入醬油攪拌食用，或是選擇醬牛肉、醬菜等稍鹹的料理，也可以讓人產生胃口。夏天時如果食用一些醃黃瓜或鹹菜，就可以消除疲勞，讓人產生精神，恢復因炎熱失去的胃口。**

消化功能下降、身體狀態不好時，就要依照口味去攝取有鹹味的食物，因為鹽氣可以中和毒素，防止腐壞並促進發酵，讓酵素得以產生活化作用。停止一直以來服用的消化劑，讓孩子從沒胃口變得胃口好，使常常脹氣的肚子變得穩定，效果非常驚人。就算只吃鹹的，也會很明顯感覺到身體內部變得很安定，整個人都輕鬆了。

從過去的文獻記載中，可以得知鹽巴能夠幫助消除長久的氣滯。許多人開始依照口味攝取鹹味的食物並且額外攝取鹽巴後，就不再服用消化劑。我們的身體若是吸收了難以接受的東西，或是呈現無法進行消化吸收的狀態，就會想辦法向外排出，此時就會以蕁麻疹或粉刺之類的型態出現，多數的皮膚問題其實與消化相關。

＊審訂註：台灣常見夏日開胃菜如涼拌小黃瓜、涼拌大頭菜、涼拌毛豆、台式泡菜等。

實例 **消化不良、脹氣、搔癢症、蕁麻疹**

70 多歲的 M 某，服用消化劑已超過 30 年之久，也經常出現蕁麻疹。平常容易積食，只吃一點點就好像心口積著食物似的感到悶悶的，消化不了覺得非常難受。而且也有一直服用高血壓藥，膝蓋關節不好，還飽受失眠之苦。因為血壓高，所以開始吃一些比較清淡的食物，但反而讓搔癢症變得更加嚴重，身體還起了皮屑。學習自然養生法並了解食鹽重要性的子女們向媽媽推薦了鹽後，很訝異她竟然並沒有特別的反感，就這樣遵循攝取。M 某小時候消化不好時，就會直接抓起灶台上的鹽巴食用，或是沾點湯用醬油，她說「鹽巴本來就是消化劑」。

就這樣攝取食鹽後，就算沒有消化劑也可以正常用餐，體內也變得更加穩定。覺得發癢、睡不著或肚子不太舒服時，就會毫不猶豫的食用鹽巴，自己也會調整用量。最近常常聽她說，已經不再覺得癢了，感覺終於可以好好活著了。每天攝取食鹽超過 10 年以上，現今已 80 多歲的她，依舊沒有罹患什麼大病，健健康康的生活著。

病患與鹽分攝取

實施食物療法的病患限制相當多，尤其在鹽分限制上更是大多數。在住院病患中，有很多人會偷吃醬菜、海苔、水泡菜等有鹹味的小菜，因為就算想勉強吃下沒味道的食物，也很難入口。雖然這和醫學判斷會有所差異，**然而若是站在病患的角度來看，必須吃東西才會有體力，才能抵抗病魔，所以飲食問題真的**

非常重要。

特別是癌症患者，甚至還會說都是因為無法吃東西而死，反而不是因為癌細胞，可見多麼痛苦。要有鹽分，才能分泌口水，才能製造胃液、胰液、膽汁等消化液，尤其在手術前後，為了保存體力，需要更加費心。這時，若是想要快速恢復並排出廢棄物，鹽分和水分的攝取就顯得相當重要。

〔實例〕 因化療造成體力下降

50多歲的女性L某，歷經手術及接踵而來的化療後，體力大幅下降，幾乎超過6個月以上無法進食的因臟器的力量減弱，身體就好像拒絕食物般，即便勉強吃了一口，也無法正常被消化並吸收。出現嘔吐反應，感到鬱悶，沒有想吃的東西，即便吃了也無法好好吞嚥下去，如此長久下去，讓她覺得活著這件事太痛苦。即便提供了再美味的食物，因為身體無法消化吸收，體力當然只會一直下降。

不僅死不了，也吃不下病患營養餐的L某，只好在水裡加點湯用醬油，一點一點喝下。將竹鹽醬油加進溫熱的水中，就好像喝湯似的食用，所用的量一點點慢慢增加，竟開始產生了胃口，可以開始吃飯和菜，包括原本吃不了的水果也是，一旦有了想吃的食物，家人就會馬上幫她帶來，她也漸漸恢復了氣色。她說會認為病人就要吃得清淡，根本是一個很笨的想法，就是要有鹹才能正常消化，胃口也才能恢復。此後持續靠著飲用鹽巴茶、攝取基本營養、每天

健走30分鐘以上等養生法，恢復了體力，甚至還可以騎登山車，身體變得很健康。爬山或騎車時，無論如何一定會帶著鹽。準備了顆粒竹鹽或純鹽等各種鹽巴，依照各種不同用途去食用，自行調整用量並照顧好身體。

像L某這樣好好吃，才能抵抗病魔，比起這個那個不能吃或都不吃，積極設法恢復胃口才是找回力量的正確方法，而第一步就是先找出適合自己的「鹹淡」。

從頭到腳都適用的
鹽巴使用法

　　鹽不只是殺菌劑和芳香劑，同時也是解毒劑。在建築、工業、畜牧業、醫療、製藥、美容等方面，幾乎處處都需要，也會使用在土質改善、道路剷雪，或是製造肥皂、肥料、紙張、乾電池、染劑、顏料等時。還能用來生產生理食鹽水、消化劑和蘇打，以及發揮去漬、除鏽、染色等作用，也會使用於洗劑的製作。從很久以前用木頭興建房屋時，就會將鹽灑在柱子底下，防止腐壞，田埂中若是蟲害太過嚴重，也會將鹽灑下。為了防止不好的東西，會將一小團的鹽放於廚房或泉水旁。接下來除了吃的用途外，也會一一介紹在日常生活中，幾個鹽巴的活用例子。

鹽巴漱口

　　早晚利用鹽巴漱口，就能達到殺菌作用。只用鹽巴咕嚕咕嚕的漱口，或是搭配牙膏使用都可以，不僅能防止蛀牙，還能保護牙床。刷牙後可以將鹽巴水作為漱口水，或是平常將鹽巴水裝於噴罐內，需要時使用也可以。如果吃完飯不方便刷牙，可以將鹽巴顆粒或粉末，含在嘴中用口水融化並吞下，口腔內就會乾淨了。

TIP 4

洗髮、頭皮按摩

洗髮時若是使用鹽巴水，可以幫助去角質、去屑、保濕，也有助於改善掉髮和濕疹。利用細鹽按摩搓揉過後，再用清水或鹽巴水沖洗都可以。將鹽巴水裝入噴霧罐內，噴在頭皮上可以消除搔癢症及預防濕疹。

鹽巴沐浴

鹽巴沐浴的效果是眾所皆知的，所應用的產品也相當多。對於角質、浮腫、乾癬、皮膚炎（沒有傷口的前提下）相當有效，鹽度 20% 的死海，每天都有來自世界各地的皮膚病患者聞名而來。鹽巴可以吸附油分、塵埃和代謝物並使其脫落，也有益於消炎、抗菌與保濕的作用，也很適合將身體浸泡於加了鹽的熱水中，或是可以用鹽巴按摩後再沖洗。當身體尤其是小腿出現浮腫時，以鹽沐浴或進行足浴，可消除疲勞和腫脹。相傳楊貴妃和埃及豔后這些無人不知的美人，都會用鹽巴沐浴。

鹽巴洗顏

將細鹽或竹鹽倒在手中，再以水進行混合，搓揉於臉上後並洗淨。在洗臉的最後一步驟，若是於水中加入一匙左右的鹽巴，將其融化後再拍打於臉上，就能幫助吸收。

鹽巴噴霧劑

在蚊子或蟲子咬到的地方抹點鹽，或是製成噴霧劑並噴上幾下，就可以止癢讓傷口不再惡化。

坐浴

若患有陰道炎、膀胱炎或痔瘡，以及生理期和生產後，利用鹽巴進行坐浴會很有助益，可以使用坐浴盆，浸泡於冷卻後的鹽巴水中。

鹽巴足浴

足部疲累、產生角質、患有足癬或腳有臭氣等症狀嚴重時，非常適合進行足湯。在熱水中加入鹽巴和一點點醋，以此浸泡足部可以緩解炎症和減少角質產生，讓肌膚變得光滑。

鹽巴咖啡

炒咖啡豆以及喝咖啡的時候，若是加入一點鹽，就能柔和咖啡的苦味，並更顯現出咖啡的香氣。

◇ 解宿醉

　　在喝酒前後攝取食鹽可以控制酒的熱氣，也就是火氣，有助於緩解宿醉。酒可以使強烈的火氣擴散，讓體內的水分快速乾涸，因此會更需要補充水和鹽。平常若是有攝取鹽巴的習慣，就不太會發生痛苦的宿醉，也不會想要過度飲酒。

第六章

改變大腦的鹽力量：
敲醒大腦的鹹味

身體僵硬的話，
精神也要僵硬了

　　體內的臟器負責供給腦部氧氣與營養，一般來說，腦部會消耗我們所攝取營養中的 20% 及 25% 的氧氣，因此，若是營養與氧氣供給異常，腦部活動就會產生問題。事實上大家都知道，腦部營養不均衡就可能引發精神分裂、痴呆、自閉或恐慌症等大腦相關疾病。

　　喝了酒後，舌頭和大腿都會得到放鬆，依照所吃的就會表現出該種「氣」的樣子。心臟與自身意志無關，就算不希望它跳得太快，也無法馬上使它平靜下來，或是當被不安和恐懼籠罩時，再怎麼說服自己不要緊張，肌肉還是會出現收縮反應，無法自己控制顫抖的嘴巴，身體也無法依照自己的意願不發抖。然而，**缺乏鹽巴時，肌肉的收縮就無法正常，就會愈來愈僵硬，變得容易疲倦、被動和無力，熱情也隨之消失**，長久下來，整個人意志消沉，對於周邊的人事物不感興趣，經常覺得煩躁和鬱悶。若是沒有好好的進行解毒，連帶影響氧氣供給的話，就會容易疲憊，耐力也會下降。

　　血液乘載著能量和氣，而鹽使血液變得乾淨清晰，讓精神更

加抖擻。乾淨的血液流淌在身體的每一處，就不易疲累，對於任何事也能抱持著堅持的毅力。腎臟掌管著心臟，幫助心臟平穩的跳動，而推動這整個運作的水和鹽，幫助人類更有智慧、沉穩的運轉，並消除內心的恐懼。

△△△ 無法隨心所欲的答案，就藏在身體裡

有時就算再怎麼想要正面思考，但就是不如預期。流於體內各處的血液若是凝結，就不是只單靠意志就能去克服的事，帶有僵硬且黏稠氣運的血液和體液，會使全身變得有氣無力，若想要使其變得柔軟溫和，就要讓帶有多氧且乾淨的血液流動於內。這樣的情況以五行來看，就是堅固的土氣壓制了水氣，要是土克水變得嚴重，身體和思想都會因而變得死板，看待所有事物的角度都顯得負面消極。不論是誰說了什麼，都會先產生負面想法，心裡會先出現「好像不是這樣子啊！」、「一定要那樣做不是嗎？」之類的話，或是當有人提出意見時，就會先反對和批評，時常為了反對而反對。

雖然明知道正面積極的力量很重要，但即便努力了卻還是無法變得正面，自己也在不自覺中消極，氣場黯淡無光，連帶影響了身邊的人。人活著必然需要信念的執著，但即便不是出自本意，卻會一直無緣無故的成了執拗，最後拒絕溝通。

在飲食中添加鹽巴使味道顯現出來，指的就是將物體融入消除，完全融化並抹滅其存在時，就能提煉出味道了。摒棄了固

有成見後，才能有新的味道出現。事實證明，有豐富的水和鹽後，才會傾聽他人的話、改變自身及想法。

小孩也不例外，一旦缺乏鹽氣，就會出現叛逆的反應。叫他吃飯時，就會頂嘴說「不要！不吃！」叫他不要吃，他又會說「不要！要吃！」要是接著叫他過來吃，他又會說「不要！不吃！」反覆不斷的反抗，這時給他吃點稍鹹有點味道的食物，身體和想法就會緩和下來。不論大人或小孩，身體只要補充了水和鹽，就能放鬆堅硬緊繃的部分並能夠變通。

先前提及過鹹味是軟堅作用，也就是扮演軟化僵硬的角色，所以身體和思想硬化的人，就需要鹽。多氧乾淨的血液在體內流動，就能平穩呼吸，想法和行動也隨之改變，柔和平穩且從容，那麼消極的性格和傾向就會轉化，在學業或工作上就能依照自己所期望的順利達成。

我們發現**很多父母為了小孩問題前來諮商時，其實真正的問題是出在父母身上，而不是孩子。**自身過於僵硬，那麼無論小孩有任何行為，都只會先看到否定的一面，比起稱讚，只會先指責為粗心或做錯。不願等候與守護，長久下來的追究與責罵，孩子在不知不覺中逐漸退縮，自信心下降，對父母也會產生敵對情緒，但只要父母改變了，孩子也會自然跟著改變。

40 多歲的 P 某，子宮情況並不是很好，曾經動過幾次手術，不僅有嚴重的肩痛和膝蓋痛，還有椎間盤突出問題。只要有了煩心事，消化就會不好，可能會好幾天都吃不下飯。生理上的病痛難受，加上心理方面因為丈夫和小孩的緣故，經常傷心難過。消極的丈夫總是不聽自己的勸告，不肯找工作，因此經濟問題變得艱難，小孩也不聽媽媽的話好好念書，最後沒辦法考上期望的學校。身在這個百般折磨自己的家，讓她總是覺得自己成為了一個受害者，因而感到相當憂鬱，久而久之便患上了抑鬱症。

諮商過後發現 P 某這段時間裡，幾乎不曾站在丈夫和孩子們的立場想過，也從不曾真正去傾聽他們的事，總認為自己才是正確，聽不見他人的話。後來才意識到，原來不順心是因為身體的緣故，因而參加了身體學習課程，學習了原理並應用，終於知道自己的身體與想法是多麼死板。身體出現了許多需要鹽的信號，也感覺到鹽的必須性，但攝取鹽巴卻並不如想像中那麼簡單。

首先，就像要融化冰凍的土地般，要讓身體溫暖起來，透過健走和輕鬆的運動，再搭配上讓心臟火氣強健的養生法，身體就能開始慢慢的吸收鹽。增加鹽和水的量，讓身體暖化的同時，子宮內大量的分泌物開始湧出。腰部及脖子原先僵硬的部位，慢慢的舒鬆開來，思想也一點一點的變得靈活。血液得到淨化後，心臟明顯的穩定下來，也能好好聆聽他人的話。了解到原來問題並不是出在丈夫和孩子身上，而是自己後，因而流了許多淚。

從此以後，每當發生問題時，會預先設想一定是有某種理由所造成，在責罵追究前也會先詢問。她發現，比起閱讀大量的自我開發或育兒教育之類的書，應該要先讓自己身體變健康才是最首要的事。身體變得溫暖且輕鬆，想法也變得相當活化，不僅找回了健康，還恢復了家庭關係。現今已經是第 11 年，他們都認為鹽是全家健康與和諧中不可或缺的「必需品」，並一直持續使用著。

鹽會對大腦活動造成影響？

　　鹽與水能使大腦放鬆。從受孕的瞬間到死亡為止，這輩子腦細胞存活運作的期間，神經細胞的溝通和資訊處理，都一定需要鹽。多達一千億個腦神經細胞，對於血液中鈉不足有著敏感的反應。腦細胞中流動著細微的電流，可以產生神經刺激，再怎麼超群的大腦，若是沒有鹽與水，就無法發揮其功能。

　　許多人為了找回健康，攝取好的鹽巴，並依照口味食用鹹味的食物，大腦因而變好，也有很多人學習能力變好，這跟年紀根本無關，甚至有人說就算六十幾歲，去參加考試都好像能夠合核錄取，頭腦整個都變得年輕。而青少年或考生的案例中，數學和科學這種需要邏輯性的科目，成績有了明顯的上升，根本不用父母說，自己就會時常攝取鹽分。還有學生說終於可以專心唸書，拿到試卷就雙眼發黑的症狀都消失了。一開始會食用鹽巴的契機，大多是因為鼻炎、過敏性皮膚炎或腰病等身體上的問題，但隨著身體狀況好轉，大腦變得清晰，就連思考能力和注意力都有了顯著的改善，著實令人訝異。由於這些找回健康的考生，在短期內考試就及格的消息傳開，因而有了口碑，這數十年間也有許多考生會一起前來中心諮詢。

若是從事耗腦的工作、要決定重要決策，或是遇上需要審慎思考的狀況時，就更需要好好攝取水分和鹽分，才能讓身體後側好好放鬆。如此流往大腦的血液供給才能運作，正常傳達腦細胞的神經刺激，透過智慧的審視，才能夠做出最好的決策。

⧄ 提升注意力、持久力、邏輯思考能力

實例　鼻炎和痘痘，與數學成績的相互關連

　　國中 3 年級的 H，從就讀小學後就鼻炎就開始發作，因而產生了許多不便與難受，每次從 9 ～ 10 月開始，就會一直持續到隔年的春天，天氣變熱後就會短暫的改善，但要是開了冷氣就又變嚴重，一年四季幾乎都為此所苦。成了國中生後，青春痘跟背上的毛囊炎也變得很嚴重，腿部的濕疹範圍也擴大了。睡眠嚴重不足，集中力下降，常常聽到他人說自己個性特別粗魯。心裡也很想變好，也充滿了勝負欲，但身體就是做不到，因此感到非常躁鬱，而這些躁鬱就宣洩到了他人身上。

　　來諮商後，他才了解到原來嚴重的鼻炎，腰痛無法坐下的症狀，以及皮膚問題等身體病狀，全都是互相牽連，肉食主義者的他，喜愛泡麵勝過白飯的原因也與鹽分不足有關。

　　後來他開始攝取穀食營養，每天攝取 3 次以上乾淨的食鹽，也照著自己的口味，盡情食用想吃的食物。改掉隨時喝冰水和飲料的習慣，會飲用不冰或溫熱的飲品。報名參加了運動課程，每週進行

兩次運動，運動前後也一定會攝取食鹽。

因為水和鹽而得到淨化的血液流淌於內，讓身體變得溫暖，不只是鼻炎，就連毛囊炎、足癬、腿部濕疹都得到了改善。更重要的是精神變好，集中力上升，相同的讀書時間，明顯能夠消化更多的內容。個性轉為沉穩，躁鬱減少，整個人容光煥發，氣場完全都不一樣了。尤其本來幾乎放棄的數學成績上升，也對念書產生了自信。

正餐之外，會飲用500毫升的麥茶，或是在運動飲料中添加1%濃度的鹽，喝2～3瓶左右再繼續讀書，要是更加需要時就會增加鹽的分量。因為體會到了效果，不用父母叮嚀就會自己認真攝取，即便升上了高中，在這三年間，每天還是會攝取12～15克的鹽，認真讀書學習，在升學考試中也獲得了很好的成績，考上了喜歡的大學。

⛰⛰ 培養投入的力量

實例 **眩暈症、皮膚問題、憂鬱、無力**

養育兩個小孩的S某，深受眩暈症、皮膚問題、憂鬱和無力症狀之苦。晚上時還很容易暴食，因為浮腫瘦不下來，整體上來看，完全就是鹽分不足的症狀。早晚將鹽巴茶搭配柿子葉茶或牛蒡茶一起飲用，慢慢增加用量，補充了鹽分和水分後，開始出現了許多的變化。眩暈症消失，皮膚得到滋潤，髮質也變好。大腦變得清晰，

厚重或深奧的書籍都不成問題，還可以開始寫下書評，重新找回了生活的活力。

實例　體力與集中力不足

40 歲出頭的 J 某是位畫家，同時也忙於育兒、創作甚至是演講，因而感覺到了體力的極限。透過諮商，檢視了飲食生活和運動不足等整體習慣，因而決定開始實行養成健康習慣的自然養生。得知原來過食引發的貪吃、宵夜和暴食，最重要的因素就是因為食鹽不足所導致。開始攝取乾淨的純鹽後，不再貪吃，也不會想吃宵夜，吃零食的次數也減少了，如此就會自然變瘦，色氣變佳，皮膚狀況也得到了改善。

最重要的是，工作時集中力提高了，感覺就好像燈光照射進大腦裡似的，一切變得很明朗清晰。以前一年可能才完成 30 幅作品，現在身體好轉後，幾乎可以完成 76 幅以上左右，投入的力量增強了，雖然每天實際的工作時間減少，但以作品的產量和質量來說，根本是以前無法比擬的，源源不斷湧現的靈感，以及將想像具體化的能力上升，讓他不敢相信原來自己也能有這種能力。那年舉辦的三次個展，全都盛況空前，所有作品都獲得了一致好評。

耐力、耐心與堅持背後的原理

從眼睛到腳小趾，經過我們身體後側的經絡便是足太陽膀胱經。腎臟位於後背肋骨下方，因此與腰部有著密切的關連。

象徵水氣的腎臟和膀胱力量若是減弱，後側出現的症狀就會特別多，腰、背、腳踝、小腿、後頸及後腦勺都是歸類於此，因此在後面所產生的能量，以及向下的力量，也就是後勁，當然一定會不足。就算瞬間的爆發力很強，但如果流向後方，力量就會減弱，也就是說起頭很好，卻很難持久。運動、工作或演奏樂器時，背後也需要產生力量並保留住，將其順利傳送至前側，力量才能正常發揮出來。

針對頭腦型的人的「鹽水飲用法」

- **考生、研究員或創作者等大量用腦的人，若是飲用鹽巴水，飲食也正常，就算沒有額外喝水也沒關係，生活會變得很簡單。**
  - →麥茶500毫升＋鹽巴5～6克（1%左右），一天飲用1～3瓶（身體寒冷的人飲用鹽巴水會更好）。
  - →準備好鹽巴水，在工作（讀書）前或休息時間時飲用。

- **後頸和肩膀運動，以及腰部的下彎和轉動**
  - →健走運動可以刺激足經絡（連結足部至大腦），有助於大腦活動。

　　屬於腎臟的腎上腺所分泌調節心跳的賀爾蒙，就像水控制火般，調節著心臟的跳動，若是比喻成汽車，就是扮演著引擎與冷卻器的角色，引擎不能過熱，才能長久進行幫浦作用，車子

才能行駛。而這種賀爾蒙能讓心跳所產生的熱向下傳送，使其平均分布於全身。每天多達 160 ～ 200 公升的血液流經腎臟，並再次流至全身。腎臟若是無法好好過濾血液，血液就會變得混濁，很快就疲倦了。如果容易疲勞，總是沒有精神，就算開始工作，也無法持續進行下去，草草收尾。眼睛乾澀，後頸緊繃，腰和背都感到疼痛，嚴重時不僅會感到過度的疲累，也會一直睡覺。

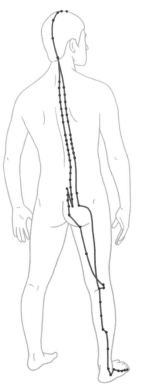

▲ 人體後側的膀胱經

這時，水和鹽就是能夠幫助腎臟和膀胱恢復運作的角色，讓原本僵硬不已的腎臟得到放鬆，腰部開始變得柔軟，腰力也變好。膀胱經放鬆後，背部和後頸側得到緩和，也會開始產生力量。就好像有人從背後推了一把，走很久也不會累，對工作和讀書也不再厭倦，可以一直堅持下去。好好攝取鹽、水、大醬和醬菜等有鹹味的食物，並保持運動習慣，讓水氣恢復，各方面的事就能夠輕鬆面對。因此，**會很常聽到人家說「這種程度，要是以前，一定早就累趴了」、「神奇的是竟然都不會覺得累」、「最近好像都不覺得難」之類的話。**

電解質平衡被破壞，大腦也將停擺

　　執著是一種無法拋棄也無法放下的狀態，一旦陷入了某種想法、感情或感覺，就無法輕易從中跳脫出來。靠著打坐或冥想等鍛鍊方法，或許會有點幫助，但若是身體不改變，那還是很有限，因為流淌於體內的血液呈現著一種凝結的狀態，那當然流動就會鈍化。氣凝結成團並滯積於內，最後就會衰敗。要趁著身體內的代謝物還平靜時，淨化並使其汰舊換新，那麼就必須無止盡的流動，而要讓體液可以移動，就要達到電解質的平衡。

腦袋遲鈍，同理心下降

　　每個人在生活的過程中，一定都會歷經過各種的壓力，大多遇到對方與自己的想法衝突時，或是不順心時，就會產生壓力。被父母的想法強迫時，孩子無法滿足自己的期待時，工作無法解決時，就會產生更龐大的壓力。我們的身體，在遭遇到生理上的危險時，為了生存就會轉變模式。在危及的狀況下，為了解決問題，身體的末梢微血管便會收縮，並且中斷營養供給，要是血液因而往大腦的方向傾注過去，那麼想看也看不到，聽到了也會當作沒聽到。

身體的感官器官接收外部的資訊，並將其傳達至體內，也將身體的狀態向外通報。肝掌管眼，胃掌管口，肺掌管鼻，心臟掌管舌，腎臟掌管耳，看起來好像都各自獨立封閉，但各種窗口其實都扮演著對外的聯繫橋樑。前面也提及過，聽覺，即耳朵是由腎臟主管，耳朵的模樣看起來就像縮小版的腎臟，耳朵的異常也是出自於腎臟的問題，不只是耳朵的炎症或耳鳴等物理性問題，節奏感和平衡感也可能出現異狀。因此不僅是聽力，傾聽他人言語並接受的能力也會下降。

　　因水和鹽分不足導致腎臟虛弱的話，身體和思想也會僵硬，只會一直執著於自身的想法，那麼接受他人諫言的能力自然就會變弱。傾聽變得困難，即便只是聽著也會消耗精神，於是只堅持自己的話與立場，還會隨時打岔對方的話。無法集中注意力，精神渙散，談話中沒有任何感情變化，也不會感動，形成了一種「無感狀態」。若是狀況過度惡化，即便眼神交會，也不會進行任何交流溝通，看起來就像是出現了只會自說自話的自閉症狀。阿茲海默症和痴呆的警訊之一就是無法受到感動，對於開心的事不知道怎麼開心，傷心的事也不知道怎麼傷心。大腦遲鈍，腦細胞的神經網路連結中斷，就會變得無感麻木。

▲▲▲ 氣滯衍發出憂鬱症

實例

　　接近 60 歲的 Y 某自稱是自己是個移動醫院。腳踝、膝蓋、肩膀、手、手指關節和腿等等，沒有一處是不痛的，身體也總是呈現水腫，只吃一點點也會積食覺得發堵，消化不良。腳踝經常扭傷，飽受疼痛之苦，口腔無法分泌口水，就沒有食慾，眼睛也經常感到乾澀，必須使用人工淚液。便秘嚴重到都會許願希望可以順暢排便，常常睡到一半就想尿尿，晚上會醒來好幾次，雙腿還會發麻，導致他都沒辦法舒服的睡一覺。像這樣毫無一處是健康的，對每件事自然就會感到灰心喪志。

　　最嚴重的莫過於找不到想做的事，沒有任何感到開心的事，也不想見人的憂鬱感。極度缺乏能量時，身體就會將對外傳遞的感覺和反應最小化，轉化成節電模式。

　　俗話說推陳出新，當水和鹽進入體內，就能推動流動，氣才不會滯留於原地。透過諮商，Y 某才找到自己氣滯的原因，由於痛苦傷心的事，讓他煩惱的同時，睡眠飲食也因此不夠充足，但歸根究柢我們的身體要有精氣，才可能去戰勝壓力。心焦如焚，指的就是費心苦惱，造成體內的津液都呈現乾涸的狀態，而若要產生津液，就需要可以作為原料的水和鹽。身體一直鹽分不足，那麼不管再怎麼吃，就是不會想喝水，而大腦會使用身體保存的 20% 水分，所以若發生脫水，大腦就會失去穩定。此時電解質濃度失衡，就可能引

起憂鬱和無力。

得知自己為何會喜歡水蘿蔔泡菜、白泡菜、大醬、包飯醬生拌辣白菜等料理，以及為什麼會被吸引後，Y 某開始改變了飲食生活。對於喜歡的食物，盡情的調味，每天再額外攝取 2 ～ 3 次好的鹽巴。覺得口乾舌燥時，就吃點竹鹽粒，讓口水可以自然分泌。原本擔心吃了鹹的會不會水腫，但是反而消除了腫氣，就連膝蓋和腳踝的浮腫也消除了。原本喜歡但會引起失眠的咖啡，自從攝取鹽巴後，現在可以放心的喝了，就算是在下午喝，晚上也可以很快睡著。

先前怕胖不敢吃甜食，怕血壓高不敢吃鹹食，需要忌口的食物特別多，但跳脫出舊有觀念後，胃口大開，吃了各式各樣的料理，終於活得有滋味了。以前因為沒精神無法進行的運動，現在終於可以開始，白天出太陽時，就算只有 10 分鐘，也會在外面走一走。漸漸增加健走的時間，健康也好轉，終於擺脫了「移動醫院」的狀態。

趕走恐懼的力量

　　恐懼會經由膀胱經絡傳達，造成後頸發涼，背脊顫抖，膝窩發麻。後頸、背、膝窩、小腿、腳等身體後側若是變得緊繃，就會感到害怕。感覺到某種看不見的存在，因而會產生害怕與顫抖。曾聽過身體狀態混亂的某男性，晚上會不敢上廁所，或是總是覺得有人在後面緊跟著他，後面好像有什麼東西的感覺。而且晚上睡覺時，還會說自己看到了鬼，總是惡夢纏身或發生鬼壓床，還會被嚇到不小心尿濕了被褥。在以前，小孩子若是害怕，就會在枕邊放上鹽，或是將鹽灑在房子周圍。會讓尿床的小孩拿著畚箕去取鹽，在過去鹽巴還很珍貴時，都是靠著積少成多，就是為了要給水氣疲乏的孩子食用。

　　身體過於僵硬，思考變得死板，大腦也跟著遲鈍。**盛裝著精神的容器若是不完整，精神自然就無法被留著**。均衡遭到破壞，就會引發大部份常見的病狀，也可能做出像是失神似的行為，或者像發瘋似的發出怪聲，因為太過害怕不斷的顫抖，深受鬼怪或幻覺之苦。無論是東西方，長久以來都會用鹽巴來阻擋不祥驅趕惡鬼。走夜路時會隨身攜帶鹽巴，為了幫助中邪的人，驅邪時也會撒下鹽巴。這不只是單純的迷信，我想有必要來好好探討為

什麼會這樣的原因。

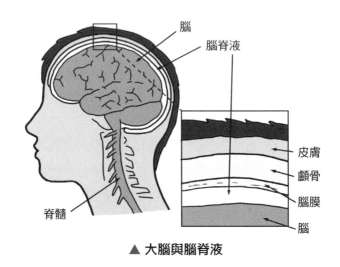

脑
脑脊液
皮膚
顱骨
腦膜
脑
脊髓

▲ **大腦與腦脊液**

　　大腦，是浮於屬於鹽水的腦脊液上，大約 1.5 ～ 2 公斤重，我們一直頂著這個重量行走。當水分不足時，腦脊液就會減少，便會影響到正常的緩衝作用，也可能會覺得大腦變得沉重，後腦緊繃的感覺，過於嚴重的話，就好像被鐵槌砸到似的會引發劇烈頭痛。大腦比起其他器官，絕對更加需要水和鹽，不僅可以幫助供給氧氣，並且還會產生電子訊號，傳達神經刺激。鹽巴不足，會造成電子訊號無法順利流動，大腦就無法控制身體。鹽和水有助於達到基本均衡的養生，再配合上放鬆身體後側的運動，就能減輕並緩和身體，也能恢復精神。

　　自從開始攝取鹽巴後，50 幾歲的 K 某，就算自己待在鄉下房子裡也不再害怕，而國中生 J 某，以前晚上上廁所時都必須要

打開所有的燈，但現在已經不再恐懼。20 多歲的 M 某以及 30 多歲的 P 某吃了鹽後，不再被惡夢纏身，可以一覺好眠；30 多歲的 N 某以前總是深受惡夢和鬼壓床折磨之苦，但現在因鹽巴的力量，得以重新找回健康，所有症狀都不再發生，也因此中斷 10 多年的精神藥物，各式各樣的案例比比皆是。

實例 　焦慮症、神經衰弱、惡夢、幻聽

　　一直服用精神科藥物的 N 某，長久以來作息都是日夜顛倒。最初，因為失眠而開始服用安眠藥，但總是沒什麼效果，只能持續增加用藥量，但即便吃了藥，還是徹夜未眠，總是到了清晨時分才能睡著，生活完全變成了日夜顛倒，睡得不好，連帶的也沒有胃口，當然營養就會不均衡。身高 165 公分，體重卻不到 40 公斤，黑眼圈嚴重，臉色暗沉，而且因為藥物的副作用，還產生了幻聽。

　　雖說是明顯需要鹽分的狀態，但最首要的是要先鬆解身體的緊張，並去除體內的寒氣。攝取對肝膽有營養的穀食，飲用檸檬茶，讓身體可以溫暖，再慢慢一點一點的攝取水和鹽，白天時，就算只有 10 分鐘，也要曬曬太陽走動一下，如此下來，身體漸漸恢復健康，食慾也回來了。這 10 幾年一直服用著藥物，也終於得以終止，飲食、鹽和運動量都漸漸增加，體重也開始上升了。

　　若是長期服用精神安定劑，是很難戒斷的，N 某好幾次都想盡辦法要停藥，但就是苦於沒有對策，只好放棄。身體要有力量，才能解決精神上的問題，若是沒有家人的理解與幫助，或許他也不

可能恢復。水和鹽幫助血液淨化並喚醒精神，穀食提供基本營養，加上持續攝取鹽分，找回了明亮的能量，現在他的身體已經完全恢復，並重回本職，在創作上發光發熱。

體內的火，就該用水撲滅

腎上腺會分泌調節心跳的賀爾蒙，等同於引擎的心臟，有了火後就能產熱，而若要調節這種熱，便要倚靠腎臟的力量。腎臟將血液過濾乾淨後傳送，使心臟能夠正常運作。腎臟控制著心臟的調節，就像是汽車的煞車，有了安全的制動裝置，才能夠放心加速，而腎臟就是扮演著這種安全裝置的角色。

調節心跳的鹽巴的力量

腎臟的力量要是過於疲乏，就沒辦法控制奔騰的心臟。導致話變多、呼吸開始急促，分不清什麼是該說和不該說的話，在一陣熱鬧過後安靜的氣氛中，還會突然精神亢奮。心臟怦怦跳，無法平心靜氣的進行談話，還會變得結結巴巴。

腎臟需要鹽和水，才能夠正常運作，鹽能使人更加游刃有餘，並助於穩定狀態。

20 幾歲的研究生 A 某，一直苦於手汗多的多汗症，一緊張說話就會結巴，讓他在群體生活中有著諸多不便。不僅嘗試了語言矯正，也接受了心理治療等各種方法，但還是無法解決根本問題。練習時都沒問題，但對實際生活毫無助益，遇到突發狀況時，還會變得更加尷尬和緊張。他認為這應該不只是單純的心理問題，可能是身體問題，便開始找尋根本的解決方法。參加了身體學習課程後，學習味道的原理，了解到自己為什麼會這麼喜歡湯、鍋等湯類料理的原因，原來都是身體在補充鹽分。

在五行原理中，說話口吃、發音異常或舌頭問題，正常來說是因為心臟虛弱，但更多時候是因為心臟沒有受到控制。抑制火的水，掌管心臟的腎臟，為了填充其氣運，就要充分攝取鹽和水，藉著穀食平均補足營養。但只光靠增加食鹽攝取量是不夠的，同時也要實行強健心臟的養生法。矯正微彎的烏龜脖姿勢，透過運動消除身體後側的緊繃，培養脊椎的力量。為心臟和腎臟供給營養，並使其變得強健，讓兩者能夠達到平衡。將有如脫韁野馬的心臟穩定下來，調節熱能後，手汗自然就會減少了。

心跳恢復穩定，想說的話也可以平穩的表達出來，遇到學術發表或參加令人緊張的場合時，就會更按時攝取水和鹽，做點肩膀和腰部運動，並進行事前準備。理解身體發出的訊號，持續不斷的實踐食鹽養生後，多汗症引發的各種異常症狀全都消除了。A 某後來同時從事著演講和研究的工作，還是沒有間斷鹽巴的攝取，他說不

只健康，執行研究開發時也會大量消耗腦力，也很需要補充鹽，因此現在和研究室的同事們，都會一起實踐著鹽巴養生法。

實例 脂漏性皮膚炎與煩躁、火爆的性格

40多歲的L某，頭皮因脂漏性皮膚炎長年感到困擾，明明都有一直定時塗抹藥膏，但炎症卻蔓延至了臉部和頸部，就好像燙傷似的臉部脹紅。除了皮膚的問題之外，因為他無法控制住脾氣，讓家人及身邊的人都很痛苦。他說他也不想讓別人痛苦，但就是無法忍住煩躁，一轉身就馬上後悔了。若是體內出現炎症，身體為了戰勝，就會使心臟的幫浦劇烈作用，脈搏就會加快，身體一直接收熱能，就無法穩定下來，自己也不知不覺出現不耐煩的口吻和行動。

要改善L某的狀況，食鹽攝取當然很重要，但他也需要改掉日夜顛倒的生活模式。即便按時攝取鹽巴和其他營養，若是不改變這樣的生活習慣，也很難看到效果。晚上身體會穩定氣血，將一整天下來的廢棄物排出並淨化身體，所以若晚上沒有得到充足的休息，身體就無法完成這項工作。他開始每天慢慢的調整作息，並實行著鹽巴養生法，持續攝取鹽分，再搭配健走和基本運動，匯集於腦部的氣血向下流動，藉著循環平均的流向了身體各處。就如同用水抑制火，鹽進入體內後，慢慢的解決了炎症，皮膚也開始重生變好，穩定了急躁的性格，煩躁減少，變得更加從容柔和。

此後每當快要發脾氣時，就會先喝杯鹽巴水，就能神奇的壓制下來，心情也會變得很平靜。現在也會告訴周遭的人，喝鹽巴水能

讓皮膚變好，並且改變性格，不斷讚頌著鹽的力量。

神清氣爽，有尊嚴的「離開」的力量

活在「有病長壽」時代的我們，或許可能都要以不健康的狀態，活個 20 ～ 30 年也不一定。由於醫療設備和藥物的發達，雖然不會死亡，卻要在不健康的狀況下活得很長久，但可能因為失智症或腦中風，連最基本的尊嚴都很難保有，若想要有個尊嚴的死亡，想要好好的離開，我們反而就需要「力量」。長久臥楊於病床上而沒有胃口的老人，哪天突然說想吃什麼時，通常家人們就要有心理準備了，因為最後一餐後，他們會再用盡力氣離開。死亡無法選擇，只能感到害怕，明知道時候到了，該好好放下自己，但卻是個難以接受的事實。我們在出生時如此艱難的通過窄小的產道，那麼死亡的時候也會需要力量。

隨著年紀增長，口味變重並不是因為感官退化，而是更需要鹹味。秋冬時樹木會排出水氣變得乾燥，人隨著年齡增加體內的水分也會漸漸乾涸，腦脊液、骨髓、體內津液也無法再快速產生，所以才會吃得更鹹，藉此保留住水分。鹽氣進入後，可以幫助消化、口水分泌，及排便順暢，而且腦脊液也不會乾涸，那麼即便有了年紀，還是可以保有充足的精氣神。

我曾經看過許多案例是父母患有失智症，但在飲食中增加鹽巴用量或是額外攝取鹽巴水後，症狀都有所好轉，這並不是因為腦神經細胞變大，重點在於連結可以達到什麼程度。若是

想要連接腦神經網路，腦血管就要順暢，不能遭受到阻擋，而水和鹽可以有助於滲透並促使連結產生，讓電解質濃度達到平衡，電子訊號便能正常傳遞。那麼就像迎接冬夜般，就能擁有可以迎接尊嚴死亡的力量了。

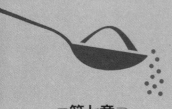

第七章

想要健康生活，
該吃多少鹽？該怎麼吃？：
符合我身體的「鹹平衡」

水喝越多越健康？

　　水占人體的 70％，不僅會製造各種消化液、賀爾蒙和津液，也是血液的原料，體液的主要成分。幫助身體分解我們所攝取的食物並吸收消化，將營養配送至身體的每一處，促進身體循環。另外，也透過汗水調節體溫，供給氧氣，排出廢棄物，維持體內平衡。在這個地球上，不管是哪種生命，沒有了水，就不可能生存。

雖說水如此的重要，但若是喝過量也是會造成危險。

　　要是勉強喝水，也很難喝得下去，就算喝下去，也只會一直想上廁所，根本沒辦法留住水。身體的體液鹽度必須固定，電解質才能發揮其作用，維持體內平衡。超出所需的水，進入體內後，就會稀釋體液的濃度，造成電解質運作異常。身體無法儲存住水時，就會藉由腹瀉、嘔吐、尿液將其排出體外。

鹽與水是無法分割的關係

　　普遍都認為喝愈多水對身體會愈好，感覺都已經變成了最

基本的健康常識。世界衛生組織建議一般人一天要喝到 1.5 公升，8 杯以上的水，然而水並不是一定要喝到建議攝取量那般多，只需依照身體所需便可以了。

很多人明明就不想喝水，卻會想辦法讓自己喝很多。世界衛生組織所公布的水攝取建議量為 1.5 公升，而鹽則是 5 克。我們體內血液鹽度基本為 0.9%，單純比較這個數字來看，根本不符合其濃度，若基本是 1.5 公升，那就需要 12.5 克的鹽，至少也要 10 克以上，才能達到這個濃度。

除了低鹽飲食，又攝取了大量的水分，為了要符合體液的鹽度，身體就會透過利尿作用，將水分化為尿液並排出，那就會造成喝了很多水，卻一直跑廁所的狀況。在水和鹽都缺乏的狀態下，即便喝了再多的咖啡、綠茶或飲料等，也只會增強利尿作用而已。如此，喝了再多的水，身體也無法保留住水，反而會引起慢性脫水。

因為勞動或運動揮霍了大量的汗水，這時若只喝下大量的水分，而不補充鹽分，是非常危險的一件事。嘴裡感到口乾舌燥，卻只是飲用一般清水，那麼很快就又會覺得口渴，嘴唇也會變得乾燥，要是再用口水去滋潤嘴唇，只會造成嘴唇乾裂。汗水將水分和鹽分都一起帶走，卻只補充水分的話，就可能陷入嚴重的危機，例如在烈日下工作到一半暈倒、在軍中行軍到一半休克、低鹽減肥飲食計劃到一半就發暈昏倒或馬拉松選手突然暴斃等等。

事實上，在 2002 年波士頓馬拉松比賽中，就曾經發生有選手因為低鈉血症而身亡，在這起事件之後，主辦方就將補水站間隔拉開，降低選手們的水攝取量。2007 年有位來自美國加利福尼州的女子，參加了一個名為「喝水憋尿」的荒唐遊戲，卻意外過世，這名女子三小時都沒上廁所，卻每 15 分鐘喝下比賽所提供的水，在比賽結束後就倒地不起。

沒有鹽分的水攝取是一件相當危險的事，運動中過量的水攝取還會引發水中毒或低鈉血症。體液中的鈉濃度若是降低，神經傳導就會異常，進而影響心臟的跳動。體液中的電解質失衡時，就可能引發心律不整，讓自己面臨危急的瞬間。整個人神智不清，感到虛弱無力，發生肌肉痙攣，或產生麻痺因而陷入呼迷，甚至可能導致死亡這種致命性的結果。

不僅低鹽飲食加上過量飲水會引發問題，若是只有食用鹽巴而限制水分攝取，也會發生危險。我們沒辦法將水和鹽獨立分開來看，因為只有兩者達到平衡，才能使身體正常運作。

找到鹽與水的均衡！

充分攝取鹽後，自然會想喝水，人體也才能達到可以儲存水分的狀態。缺乏鹽分的人，一整天都不會想喝水，也不會想吃水果。乘載著最低限度的體液和血液，為了能最有效的利用，身體會節省能量，因此在工作、學習等生產性活動中，身體就無法正常運轉，只能進入防禦且消極的狀態，身體也就總是感到沉重和

無力。

　　鹽分攝取不足又幾乎不喝水的人，在攝取了鹽後，就自然變得想喝水，原本不屑一顧的水果也開始入眼，還會想喝點茶或飲料。乾涸的口腔內裡開始分泌口水，身體產生汗水，消化恢復正常，乾眼症消失，皮膚變好，這些因為水分不足而引發的問題都獲得了解決。

　　水，是萬物的根源，但只喝沒有鹽的水是很危險的，然而儘管如此，人們還是極力倡導要多攝取水和水果，而鹽要吃少一點。其實運動或外出時，都很適合隨身攜帶鹽巴水，或是單獨攝取鹽，也可以搭配水和飲料一起飲用。500 毫升的水，大約添加 2 茶匙的鹽，就可以達到 1％的濃度，實際濃度只要根據自身需求調整即可，在運動飲料中添加食鹽也是個很不錯的方法。根據當天的天氣、運動量、活動量或體質，每個人的攝取量都有所差異，只要找到最適合自己的分量就好。

　　水和鹽雖然可以促進血液循環，但如果血液中可以運載的其他營養成分不足的話，又該怎麼辦呢？**即便水和鹽再怎麼重要，若是沒有好好正常攝取基本營養，那均衡的狀態還是會被破壞掉**。藉由水和鹽雖然可以使血液量增加，稀釋血液，但若是缺乏其他礦物質（鉀、鎂、鈣等），就無法維持體液的正常濃度，體內的臟器就可能停止運作，這時就要透過飲食去獲得其他營養，其中穀物含有相當平均的必需營養素，是很值得推薦的獲取來源。

除了正餐外，
有需要額外食用鹽嗎？

　　過去的人，大部分的時間都花在了尋求食物上，而現代人不同，反而是活在營養過剩及普遍過食的時代裡。勞動減少食量上升，但排出和淨空的力量卻反而變弱了，再加上過去比黃金還珍貴的鹽巴，現在被視為文明病的元兇，反而砂糖以及特殊節日才會用到的油變得相當常見，肉類、魚、雞蛋、牛奶等乳製品隨手可得，即便不是當季的水果和蔬菜，現在一年四季隨時都可以在飯桌上吃到，唯獨鹽沒有變得更多，而其他東西卻都過剩了。

甜味過剩的時代，味道的平衡

　　若要從過量的層面來探討，甜味和辣味有著更嚴重的問題。鈉並沒有過量，反而是鉀、鈣和維他命太多了。雖然很多人都會嚷嚷著韓國的食物太鹹，但其實在飲食或食譜中，卻是甜味過剩。以前幾乎被當作佳節禮品的砂糖，現在隨處可見，像是液體果糖或白糖那種可以很快吸收的甜味，也可以用非常便宜的價格購入。

　　砂糖的每日建議攝取量為 50 克，幾乎是鹽的 10 倍。看似好

像很多，但其實只要兩杯果汁，就會超過每日的建議攝取量。一杯柳橙汁中（350 毫升）就含有 9 顆方糖（大約 30 克），500 毫升的碳酸飲料中有 16.5 顆方糖（66 克），只要一瓶碳酸飲料就會過量了。而普羅大眾都很喜歡的三合一咖啡中，砂糖含量大約是 5 ～ 7 克，咖啡再加上其他飲料、水果、甜點和零食，就等於攝取了相當大量的糖分。

要是缺乏其他味道或營養，還吃太多鹹味或只攝取食鹽，那就真的可以說是過度鈉攝取，但實際上卻並非如此。其他的味道，**尤其處於這個甜味過剩的時代裡，為了達到均衡，我們更需要鹹味的鹽。**即便大家都說水果和蔬菜有益於健康，但若是因而限制鹽分，那就會變成過量攝取鉀。為了健康可以勉強喝很多水，但每天都離不開各種冰飲、果汁和咖啡，那為什麼只有鹽巴不能高於建議量呢？鉀、鈣……明明其他都過量，卻認為只有鈉會出問題。

餐廳的料理或是外面販售的配菜，為了要看起來美味可口，會加入大量看起來閃亮的糖稀或料理用砂糖。市面上銷售的醬油和大醬中，也添加了甜味，不像自己家裡釀造的湯用醬油或傳統大醬那樣鹹。如此過多的甜味和鹹味的比例根本是嚴重失衡，這並不是說甜味或砂糖是不好的東西，而是過度偏重甜味是個問題。甜味過量所導致的就是土克水，會使血液變得黏稠，腰部緊繃，背部痠痛，若是想避免這樣的狀況，就要透過鹹味找回平衡。

有人認為比起自己家中的飯菜，透過外食或加工食品去攝取鈉是個問題，其實大部分食品中，基本上都含有液體果糖、白糖等糖分，因此若只探究鹽分的量是很有問題的一件事。**要跟糖分達到平衡，就更需要鹽分**，以味道均衡關係來看，甜味過剩會讓人產生對鹹味的需要。**甜味過量就會讓僵硬凝結的氣過多，完全壓制了柔軟滑動的氣。**大量的泥沙與水混合後，就會使黏度嚴重上升，水就無法流動。所以我們必須藉由水和鹽找回平衡，才能避免血液混濁，而這時身體就會本能的發出對鹹味的渴望。

體質與氣質上更需要鹽分的人

　　有些人只單靠飲食上的鹹味無法填滿鹽氣，還必須額外攝取食鹽才行。患有鼻炎、過敏性皮膚炎、關節炎等各種炎症的人，體內帶有腫瘤般結塊的人，體質與氣質上本就較為僵硬的人，體寒發燒的人，大腦活動活躍的人，新陳代謝和血液循環很有問題的人，很愛飲用咖啡、提神飲料或服用處方藥等，因而攝取了大量咖啡因的人，基本上以上幾種類型的人在正餐外，會更加需要乾淨的鹽和水。另外體質屬於心臟氣較強而腎臟氣較弱的人，即便喝了大量的水，也會馬上乾涸，若是可以在正餐外再額外攝取鹽巴，心緒會更加放鬆穩定，身體也能達到平衡。

　　想要透過飲食中的鹽分去補充身體所需的量，只會造成無可避免的過食。極度缺乏鹽分和水分的人，即便消化了再多的食物，鹽分的吸收還是很有限，也會讓身體喝下過量的水，最後身體只會變得更加浮腫，循環也變得愈來愈慢，也就是說本來想攝

取鹽分，卻因為吃下了太多其他的東西，反而引發另外的問題。患有炎症或體寒的人，身體處於一種平衡被破壞的狀態，若想要恢復，就必須額外攝取食鹽一段時間。而健康不佳的人，其實消化（分解）跟吸收的力量正在逐漸減弱，透過微分解吸收及代謝活動所產生的殘渣，必須將其排出體外，但若是這種能力下降，就需要仰賴幫助吸收的優質鹽巴。

若需要在正餐外額外攝取鹽巴，可以選擇在高溫中已去除雜質的純鹽、優質竹鹽或完全消除鹵水的天日鹽，這些種類的鹽巴相當有助於吸收，並能快速展現效果。每個人食用的量有差異，根據體質或當下的身體狀態都會不同，另外也要考量到飲食及生活習慣。鹽巴的種類雖有不同，但對於發炎特別嚴重的人，一天可以攝取 15 ～ 20 克甚至以上的量。

搭配礦泉水或蒸餾水等都可以，或者也可添加在麥茶、柿子葉茶、牛蒡茶等茶類中。若是加在柳橙汁、梅子汁或優格等帶有酸甜味的飲食中，吃起來很方便，也不必擔心會過量攝取鈉。可以依照自己的喜好選擇飲用鹽巴茶或鹽巴水。若是不習慣鹽巴水、體質虛弱的人或病人，可以在軟食中添加發酵良好的湯用醬油或是乾淨的純鹽。手術過後體力下降或因後遺症難以進食的人，也可以製作醬油茶或大醬茶來飲用。

吃鹹的會變胖？

　　「吃鹹的會變胖」、「減肥就要選低鹽飲食」等主張就像常識般，深植在人們腦中，理論上是說因為有了鹽分，水分也會增加，那麼體重就會上升。戒鹽後，就不會想攝取水分，體重會先暫時下降，好像瞬間可以減少好幾公斤。比賽在即的運動選手或藝人們，為了要在短期內減重，所採用的方式便是調整水分，將身體的水分排出以便達到效果。

　　而要將水分排出最簡單的方式就是限制鹽分。在短時間內成功減肥的藝人，出現時看起來會好像突然老了好幾歲，這是因為在瞬間減掉的並非脂肪，而是「水分」，要是再次吃了東西，體重就會回到當初的數字。在幾天內體重在 2 ～ 3 公斤之間上上下下變動，並不是因為脂肪消了又長，是身體的水分一直來來回回所導致的，因為骨頭跟肌肉的重量根本不可能在短期內增加又減少。

　　然而若是藉由低鹽飲食減肥，就會引起更嚴重的問題。身體少了鹽分，為了符合體液的鹽度並維持平衡，就只能透過尿液等將水氣排出。雖然不知道少了水分是不是真的就會讓體重減少，

但整體上看來會讓外表變得不是那麼漂亮。身體若是缺乏水分，皮膚就會喪失彈性，整個人在短時間內就會看起來很老，皮膚變得鬆弛，滿臉皺紋。

藉由乳液或水凝霜幫助皮膚保濕的同時，還是繼續著減肥，但要是不放棄低鹽或無鹽飲食，那麼皮膚老化很快就會找上門。表面上再怎麼做好保濕，若是體內水分供給異常，那還是會繼續乾燥下去。而且不只皮膚，眩暈症、脫水、無力和頭痛等健康紅燈警訊也會隨之加大，在降低體重的同時，也正在失去最重要的健康。

透過低鹽飲食達到健康減重的藝人中，偶爾也有幾位成功的案例，但實際看了其食譜後，會發現其實都不是低鹽飲食。他們藉由章魚、海帶、海苔、海藻、紫菜等解決了咀嚼的慾望，但這些全都是來自大海的鹹味，全都帶有鹽氣，只是不需要特別用鹽巴調味，因為早就利用食物本身在攝取鹽分了。

想要健康的瘦身，就要好好的吃，去補充身體真正需要的東西。明明就想吃鹹味，卻反其道而行的去限制鹽分，最後就會演變成過食和暴食。**當需要的東西進入體內後，身體就會感到滿足，因而停止進食。平常鹽氣若是充足，自然就不會想吃肉或泡麵，也不會被宵夜誘惑。**如果不是要在短期內減重參加比賽的特殊情況，想要擁有健康的減肥，就一定要攝取鹽分。

依據個人的口味吃點有味道的，才能減少食量，也不會沒有

力氣，維持水分充足並具有彈性的身體與皮膚，才是健康的減肥。當鹽巴進入身體，因為其榨出的特性，實際上並不會想要吃太多的東西，自然就會減少食量，當然就會變瘦了。

實例　鹽是優秀的減肥食品

30多歲的職場人士 P 某，從單一食物減肥法到節食甚至是斷食，所有減肥方式都試過了。長久以來都有鼻炎和生理痛的問題，但也就一直這樣度過了。雖然成功減重了，但接踵而來的問題是更嚴重的體重反彈現象。手會感到軟弱無力，幾乎無法動彈，頸部經常發腫，多痰，又因為鼻竇炎出現鼻塞聲。患有慢性頭痛，顳顎關節和牙齒狀況也不是很好，膝蓋、腰部和肩膀嚴重疼痛，睡覺的時候腿還會突然發麻使她驚醒，甚至有便秘和痔瘡問題。懷抱著只要減肥就能解決問題的希望，十幾年來像中了毒般埋頭於減肥，反反覆覆的過程中，早已將身體的平衡完全破壞了。

缺乏鹽分的人，若是只攝取香蕉、地瓜、葡萄這類鉀含量高的食物，身體就會更渴望鹽。體液中的鹽分若是不足，身體就只好將體內原有的鹽分拿來使用，要是使用了骨骼內的鈉，骨骼就會不結實，軟骨變得更加脆弱，那麼骨頭和關節自然就會不好，當然就會經常發炎。

將穀食作為主食，為了補充先前不足的鹽分，一天中會喝 3～4 杯加鹽的熱茶，攝取其他食物的時候，也會根據自己的口味，盡量去選擇身體想要的食物。開始攝取食鹽後，神奇的是，現在就算

只吃一點點，也能產生飽足感。喝了大量的水，也不會浮腫或感到沉重，反而還覺得身體變輕了。會常常健走，有空的時候就做點伸展運動。吃的量減少，但排便量卻增加，上廁所的次數減少，通常只要去一次就能徹底解放。晚上睡得深沉，早上睜開雙眼時，就能以好心情面對一天的開始。疲累感消失，經常犯睏的症狀也沒了。最棒的事是就算吃再多想吃的，竟然也能變瘦，反覆的過食和暴食不再發生，找回健康的同時，體力增強，身體和心靈都有了巨大的改變。平時在正餐之外，一定都會再攝取 9 ～ 12 克的食鹽，做好健康和體重管理。

低鈉鹽比較健康？

鹹味雖一樣，但卻出現了號稱「健康食鹽」，也就是減少鈉含量的鹽巴。仔細查看其成分，減少了氯化鈉，添加了氯化鉀 KCI，但鉀過量卻會比鈉還危險。鈉會吸水，使血壓升高，而鉀則會透過尿液將鈉排出，使血壓降低。大家都知道高血壓患者要攝取含有大量鉀含量的水果或蔬菜，但鉀若是過量，就可能引起肌肉麻痺、胸痛、心律不整或呼吸困難等症狀，甚至高血鉀症嚴重時，會造成心臟停止，事實上氯化鉀也會用於執行死刑。

在美國與澳洲等地，會在低鈉鹽產品中標示著其副作用，食藥處也標示著「小心健康上的副作用」的廣告文宣作為使用指南。氯化鉀鹽巴不僅有著健康問題，因帶有苦味，所以添加在食物裡也沒什麼味道。食鹽中若只單看鈉的片面影響，就可能產生令人意想不到的結果。其實所有物質，都具有其藥性與毒性，因此無論是鈉或鉀，若是取其一來單獨進行分析，根據觀點的不同，可以成為天使也可以成為惡魔。

鹽是任何事物都無法替代的，我們需要鹽，需要氯化鈉，若是無視鹽的作用，還用其他物質去代替是行不通的，因為只帶

有氯和鈉的氯化鈉才能發揮其作用。**鹽是消化液和電解質的主要原料，也是細胞和組織的重要組成成分**。用其他物質替代鈉並攝取少量，看似好像很健康，但站在身體的立場來看，卻不盡然，因為鹽是生存的必需品，身體會用盡所有方法，只為了去補充所需的量，最後因為其他東西而造成過食。

那麼什麼樣的鹽巴才是好的鹽巴呢？

市面上已上市的鹽巴種類相當多，對於要選擇哪一種其實會感到很混亂。有標榜著自然純淨，強調天然製造的鹽巴，也有添加了特定的食品或萃取物的機能性鹽巴，全部都能產生鹹味，但吃起來其實有著微妙的差異，而且用途和效果也有著小小的不同。然而我們會攝取鹽巴最大的原因就是為了鹹味，並非甜味或酸味，因此為了能讓食物的味道能夠完整帶出，就需要乾淨單純的鹹味。

鹽巴根據加工方式的不同，可以分為幾個種類。千日鹽、精製鹽、岩鹽、純鹽和竹鹽等是我們生活中容易取得的鹽。人類長久下來配合著自然環境，透過各種方式取得鹽巴，例如藉由湖鹽、岩鹽萃取出鹽巴，或是在澳洲或法國某部分地區，會利用大規模的千日鹽的方式取得鹽。

依據氣候或飲食文化的不同，各地會發展出不同的鹽巴種類，所以實在無法說哪一種鹽更好或更壞。每個地區特有的風土民情所產出的微量粒子，都各自擁有著不同的光澤與味道，

而且每種粒子的粗細不同，滲透到材料中所影響的程度也會不同，使用時會讓食物有著不同的風味。因此從事料理的人，會購入各式各鹽的鹽巴，並選擇相對應的用途使用。

除了將鹽添加於飲食中，若是為了健康要額外攝取，就有必要好好進行挑選。愈乾淨的鹽和水愈好，去除雜質後乾淨單純的鹽，會比礦物質多或含有特殊成分的鹽還來得好。健康的人不會有什麼大問題，但不健康的人，因為吸收力不好，鹽巴的種類不同，就會受到很大的影響。若是吃下沒有完全去除雜質的鹽，身體為了過濾掉鹽以外的東西，就會喝下大量的水，便會造成吸收的困難。

另外，依照體質、氣質和個人的狀態，在攝取鹽巴前有件事情必須先完成。肝膽虛弱導致身體緊繃、腸胃虛弱或因為體寒吸收力不好的人，因為無法正常吸收鹽分，所以要先考慮到先後順序再吃。

以下是我們容易取得的鹽巴種類。

🔺 天日鹽

天日鹽是將海水圍成鹽田，透過風和陽光蒸發其水分後產生的鹽。它的結晶呈現六面體，顆粒很粗大，裡面含有鈣、鉀、鎂和鋅等無機物成分，由於鹵水未完全去除，因而帶有苦味。雖然原本被歸類於礦物，但從 2008 年開始就被認證為食鹽。根據

鹽田的衛生狀況、保存和管理不同，品質上因此產生了相當大的差異。如果是食用的用途，就必須選擇完全除去鹵水的天日鹽。若是用了沒有完全去除鹵水的鹽巴去釀醬或醃泡菜，就很容易又稀又爛，還會有苦味。5年以上又完全去除鹵水的天日鹽，光澤會呈現白色，味道非常純淨，抓在手上時也不會黏手，摸起來不軟不硬。韓國的西海岸海埔地，就聚集了許多的鹽田，在陽光最好又沒有濕氣的 5～6 月裡所出產的鹽可稱得上最佳品質。

精製鹽

精製鹽是淨化海水後，透過離子交換膜，只讓氯化鈉可以通過，接著在真空蒸發管內利用高溫蒸氣所產出的鹽。在這個過程中，雜質會被除去，除了氯化鈉之外的其他礦物質幾乎也都會消失，鹽度均一，是安全的鹽。

有人將精製鹽稱為化學鹽和機械鹽，並主張絕對不能拿來食用，甚至因為是不含礦物質的鹽，竟被詆毀成像是劇毒般的東西。化學鹽這個名稱，乍聽之下感覺就像是在實驗室之類地方被人為製造出來的鹽，但卻並非如此，被誤以為是化學鹽巴的精製鹽，其實也是利用海水產生出來的鹽。設備上看來像是機械和化學式，然而裡面所發生的所有事，都是天然的過程。

因為環境汙染嚴重，連帶的，許多有毒物質都流向了大海，海洋汙染也更加惡化，因此為了取得乾淨的鹽巴，就需要新的加工方法。

市面上流通的餅乾、麵包和其他加工食品大部分都是用精製鹽製成。法律規定只有精製鹽可以用於食品中，不過從 2008 年開始，天日鹽也可以用在加工食品上。對於 60 歲以上的家庭主婦來說，大家都知道要用精製鹽來釀醬。鹽度一致又乾淨，主要會用來釀醬或醃製白泡菜和水蘿蔔泡菜。

再製鹽

用淨化水或海水先溶化原料鹽後過濾，經過再結晶和脫水所產出的鹽，可以想成是去除天日鹽中某部分的雜質。常常被稱為花鹽，許多餐廳和家庭中都會使用。

岩鹽

在全世界所生產的鹽巴中，就占了三分之二以上，是最常見的鹽巴。數百萬年前海水蒸發而成，就像煤礦般需要進行開採，或是將含有鹽的土加入水溶解後再萃取出來。從南美洲到美國、英國、德國和中國等許多國家都有生產岩鹽。根據每個地方的地質不同，會有白色、青色和紅色等各種顏色，每個地區的品質也有很大的落差。

湖鹽

因為古代海陸的地殼變動產生了鹽湖，經過長時間的水分蒸發後，在只剩下鹽的湖水中所產生的鹽巴。湖鹽也是透過天然

乾燥所結晶的鹽，再進行加工販售，安地斯湖鹽和印加鹽都很有名。

純鹽

將精製鹽利用高溫的熱處理煮沸熔解，去除其雜質後的鹽巴。鹽巴在至少 850°C 以上時，就會熔融並液化，若是超過 1300°C 就會汽化。在一般家中，就算想要將鹽巴用高溫烘烤，但也很難超過 300°C，這樣的溫度很難去除雜質，只會出現水分蒸發的效果。熔融溫度愈高，還原能力就愈高，抗氧化能力也會增強。純鹽在 1000°C 以上的高溫中進行一段時間的加熱，會使有毒氣體汽化並將其排出，而殘留的雜質就會向下沉澱，上方的部分經過冷卻分離後，會粉碎透明的上部分後再使用。去除了重金屬、無機礦物質和雜質，是屬於純度相當高的鹽巴。細微的粒子進入到體內後，就會馬上產生電離作用，因此吸收相當快，滲透到其他物質或組織中並結合出的能量很優秀，會快速的出現效果。

竹鹽

在竹子內放入天日鹽，再用黃土堵住口，利用 800°C 以上的高溫進行烘烤後所得到的鹽巴。尤其是 9 次竹鹽，在進行最後第 9 次時，會在超過 1300°C 的高溫中會融化變成液體型態。高溫烘烤會使雜質汽化並將純度提升到最大值。在這個過程中，將雜質去除，黃土和竹子的成分也一起融入，不只會有單純的鹹

味，還會產生竹子特有的味道和香氣。竹子中的天然硫磺成分、松木、黃土和鐵爐的各種成分會融為一體，轉變成一種新的物質。從第1～2次的烘烤到第9次，色澤和品質都會有所差異。若是用高品質的竹鹽來調味湯或菜餚，就算不加其他調味料，也可以豐富料理的味道，散發出風味。竹鹽有顆粒與粉末兩種狀態，可以直接含在口水融化，或是也可以加入水中後再喝下。若是製成竹鹽水，可以將其使用在料理、漱口、沐浴、皮膚和頭皮管理方面，具有多功能用途。

天然鹽巴是真的鹽巴嗎？

　　在為了健康，認為必須選擇好鹽巴的人之中，其實也有一些關於鹽巴中的礦物質的爭議，對此衍伸出了天日鹽和精製鹽的爭論。主張一定要選擇天日鹽的人，強調天日鹽是天然鹽巴，而精製鹽是在工廠內製造出來的機械鹽，反而對健康有害。而且，順應自然的天日鹽因為是天然鹽巴，含有許多有益的礦物質，對健康非常好，但精製鹽卻只有氯化鈉，對身體會造成危害。甚至有些極端的主張指稱，到目前為主所有和鹽相關的研究中，都是因為使用了精製鹽，才會出現不好的結果，精製鹽會威脅人的健康，絕對不能食用。擁護竹鹽的一派也是因為這些類似的理由。

　　真的是這樣嗎？若是依照這樣的理論，就表示說氯化鈉是個不好的東西，那麼代表鹽巴也不好。天日鹽中除了氯化鈉，還夾雜著其他成分，所以要花上幾年去除鹵水，才能變成乾淨的鹽巴，去除的時間愈長，愈能賣到高價，是鹽巴中的名牌。去除鹵水的鹽巴，少了特有的苦味，會產生乾淨的鹹味。既然覺得天日鹽中的礦物很重要，那真的有必要耗費長時間除去鹵水嗎？天日鹽中除了氯化鈉之外，還含有硫酸鎂、鉀及微量的多種元素，其中鎂是鹵水的主要成分，能夠凝結蛋白質，被用於豆腐的製作上。

精製鹽並不是在實驗室內所生產的人工化合物，是將海水過濾並提煉後所得到的鹽。若是依照那些支持天然鹽巴的人的主張，礦物質既然如此重要，那就沒必要吃鹽了。天日鹽中的礦物質，從我們平常所實用的穀食和水果等中，都可以充分攝取到，沒必要透過鹽巴去獲得，即便真的有這個必要，原本裡面就非常少量，若要藉由鹽巴去攝取，就必須吃到非常大量的鹽。**我們從鹽巴中必須要獲得且最重要的礦物質，是其他物質都無法替代的鈉和鹽素，也就是氯化鈉。**

1938 年《東亞日報》曾經刊登過「人的體內不能沒有鹽，即便現在身體很健康，若要繼續維持健康，就要時常攝取食鹽」，還提到有錢人的兒子跟女兒吃再多的山珍海味，身體卻總是虛弱，就是因為鹽巴不足的關係，曾經鹽巴的消費與生產是那麼輝煌，真的是恍如隔世。

在日本和法國等其他國家，會依據味道和用途選擇各種不同的鹽。不論是否有標示出礦物質含量，或是探究對健康好或不好，他們認為每種鹽巴的特性和用法才是最重要的。在主要使用精製鹽而非天日鹽的日本，介紹鹽巴時並不會提到礦物質、天然、純淨等會對消費者造成混亂的用詞。

鹽巴的種類、粒子模樣及大小等不同，都會產生奇妙的味道差異。就像我們會在湯、醃白菜、炒類料理、涼拌菜等使用一點點不同的鹽；食品公司也會選擇別的鹽，撒在餅乾上大顆粒子的鹽、爆米花的鹽、冰淇淋上的鹽等，都是屬於不同的鹽。從事

農產物相關的跨國企業嘉吉，在收到鹽巴訂單後，會為其量身訂做，就是為了味道和風味。

　　若是天日鹽可以帶給消費者多樣又豐富的味道，那就可以藉由獨特的飲食文化發展一直延續下去。聞名於全世界的法國Guerande鹽巴，並不是因為含有豐富礦物質，被認為是健康鹽巴才如此有名，是因為雖然曾經瀕臨消失的危機，在體認到鹽田的生態文化價值後，加以復原並提高其品牌價值，現在才得以揚名世界。探究這個鹽巴是天然或加工，又含有多少礦物質，不過只是一種消耗性的論爭。要攝取營養，並不是光喝水就可以，水和鹽巴也並不營養，而是幫助溶化、分解、調節和輸送營養，扮演著調解者的角色。

有不適合鹽巴的體質嗎？

　　常常會有人問說，有沒有人不適合鹽巴呢？鹽是每個人都需要的生存必需物質。如同先前所說的，並沒有所謂絕對的藥或毒，問題都只是在於量。真要說不適合鹽巴的體質，不如說有人需要，有人不太需要。有人透過平常飲食中的鹽分就能充分補充，有人必須另外再額外攝取。

　　依照五行的原理來看，火氣的心臟過強，造成能量過於宣洩和擴散，那麼相對的，屬於平靜與聚集的水氣就會比較弱。而屬於土氣的胃部氣運過多的人，由於堅硬的氣壓制住了柔軟的氣，就很容易形成土克水。熱聚積在腦部及上半身，髮質就會不好，出現落髮症狀，腰部和背部感到疼痛，就連生殖器官都可能產生問題。身體過於緊繃僵硬，肌肉就可能拉傷或出現抽筋症狀。

　　在這樣的狀況下，就更需要鹽巴帶來的聚集、淨化與柔和的氣。**平時以蔬食為主的人，很適合額外攝取鹽巴。**流往大腦血流量多的人、大量用腦的考生或研究員、工作會大量出汗的人，以及活動量多的人，都比常人更需要鹽。

心臟或胃比較虛弱的人，過多的鹽和水反而會造成身體的負擔。心臟的火已經處於虛弱的狀態，要是讓帶有強大水氣的鹽和水進入體內，心臟為了不讓火熄滅，就必須更加激烈的跳動。但是，並不是說這樣就不用攝取鹽，必須先滋養心臟及活化胃部。一個人會有需要鹽巴的時候，也有不需要的時候，或是昨天需要鹽，而今天卻比較需要其他氣運的味道或飲食。在這部分最重要的，就是千萬不要忘記維持平衡。

先前說過，**攝取鹽巴前有件必須先完成的事。**

任何事物都有先後順序，有必須先放在前頭的事，也有必須放在後面的事，吃東西或是料理的時候，要先放入什麼，都會使味道和質感有所不同。正餐外額外攝取鹽巴的人也一樣，身體雖然需要水和鹽，但目前卻處於無法吸收的狀態，那麼首先應該先做的事，是**打造出可以讓身體自然吸收的狀態。**

有的人雖然能夠感覺到需要鹽巴，但即使馬上攝取卻無法吸收。鹽巴再好，若是沒有檢視身體狀態就食用，可能就會造成反效果。水和鹽能夠幫助運送養分，並進行分解與吸收，但本身並不是營養。沒有好好攝取基本營養的穀食，也沒有考慮到其他味道和營養的和諧，只一昧的攝取鹽和水是行不通的。水和鹽雖說是所有生命的生存必需要素，但我們還是需要其他的營養成分，以及其他氣運的味道與組合。

鹽巴最基本的作用是推動，但若是過量，就會藉由嘔吐排

出。大家都知道，鹽巴的致死量為 300 ～ 350 克（175 包泡麵，每一包平均含有 2 克的鹽）。吃太飽或飢餓感過於強烈時，身體無法正常吸收鹽分，就會引發嘔吐或腹瀉，因此飯前和飯後最好都要避免攝取，可以先吃點促進消化酸酸甜甜的東西，稍等一會後再進行攝取就沒問題了。

攝取食鹽時，有幾種狀況是要特別注意的，以下就來看看吧。

▲▲▲ 第一種，身體處於寒冷的狀態。

冷則硬，暖則軟，自然現象是如此，人的身體也是一樣。身體溫暖就能放鬆，血液就會流動，相反的，身體過於寒冷，就會收縮硬化，血液就無法正常流淌。身體寒冷的人無法順利吸收水分，就像是將水倒在了冰凍堅硬的地面上，卻無法使其相融並滲入。吃了鹹味的食物，卻無法吸收，只會產生浮腫的感覺。

身體沒有產生熱，就不會流汗，也幾乎感覺不到口渴，若是沒有攝取鹽和水，只會讓身體變得更加僵硬，陷入更嚴重的狀況，這時要排出寒氣並攝取鹽和水，才能使身體正常吸收。每天在肚子上放上穀類暖暖包，或是進行足浴或半身浴，白天曬曬日光並健走 30 分鐘以上。

一開始可以在熱湯中加入大醬或湯用醬油，也可以飲用鹽巴茶，並善用醬菜和起司等鹽巴發酵食品。要是一大早就食用

鹽巴，或是在冷水中加鹽飲用，只會使身體更加寒冷，加劇副作用，因此可以在下午時分，將鹽巴茶調配得有點點鹹味且濃度適中後再喝下。

🔺 第二種，緊繃感特別嚴重（肝膽疲弱）。

肝膽虛弱就很容易陷入過度的緊繃狀態，這時如果急切的去攝取鹽，是無法順利吸收的，可能會引發噁心、反胃或頭痛。因為在僵硬的狀態下，身體很難吸收水氣，可以先吃點酸甜、香氣四溢的食物去滋補肝膽的氣運。肝膽虛弱的人平常會很喜歡吃水蘿蔔泡菜湯、冷麵肉湯、蕎麥肉湯之類又酸又鹹的料理，以及醬燒和照燒製成的香氣濃郁的鹹食。這種類型的人只要喝了檸檬汁、酸甜的水果汁，或五味子、山茱萸製成的茶和糖漬，就能放鬆肝膽，接著再攝取鹽巴，身體就能正常吸收。若是特別喜愛香氣濃郁的食物，可以用芝麻油、白蘇油、堅果類和芝麻鹽來料理食物。

肝膽經所流經的肋骨、頸部和髖關節等部位，只要能夠好好放鬆，再透過足浴或按摩，皆有助於消除緊繃感。

🔺 第三種，胃部虛弱（臉色發黃及反胃）。

有些人吃完鹹食或攝取食鹽後，前額會覺得疼痛，身體發軟，唾液分泌增加，還會出現嘔吐。胃不好的人，因為胃部太過放鬆，蠕動異常，呈現無力的狀態，因此身體會感到沉重，對每

件事都容易厭煩，行動力也會減緩。這時若是攝取食鹽，反而會造成排斥作用，使內部不適，氣會往上或往下衝，因此在攝取之前，可以先食用帶有甜味的蜂蜜、砂糖或糖果保護胃。強健虛弱的胃及胃經流經的膝蓋，身體吸收了能夠軟化的鹽氣，就能用來消除僵硬的氣。

第四種，只有臉部腫脹或發紅，心臟虛弱。

代表火氣的心臟要是過於虛弱，臉部會比較容易發紅，小指發麻，肩膀經常疼痛。大部分的時候，熱氣總是累積在臉部，臉上就容易出汗。即使沒有進行激烈的動作，也會流汗或是心臟跳動的很厲害，容易頭痛，臉腫脹的程度令人吃驚。這時可以先攝取穀食的高粱，或是咖啡、綠茶、艾草茶、巧克力或苦菜等帶有苦味的食物，可以用以滋養心臟。強健了肩膀、肩胛骨和上身，火氣就能增強，爆發及擴散的力量恢復，就能吸收鹽巴中凝聚的氣運。

第五種，心泡與三焦虛弱（健康焦慮症或神經敏感）。

容易不安焦急，神經特別敏感，總是心神不寧。想到某件事時，總是會先建立在擔心之上，控制力和生命力處於脆弱的狀態中。健康焦慮症嚴重，嘗試新事物時，反應特別敏感。身心無法安定下來，過度憂愁導致接受和消化的能力下降。總是感到肩膀沉重，手部出現異狀，各處有發麻的症狀發生。這樣的狀況下若是攝取食鹽，會使手腳發腫，尤其手部更為嚴重。

可以**攝**取穀類的粟、玉蜀黍、綠豆，另外還有黃豆芽、馬鈴薯、牛蒡、萵苣等清淡新鮮的食材，以及帶有澀味的食物，都很適合用來補充營養。肩膀及手部運動可以強健心泡和三焦的氣，而健走可以使身體發熱，就能幫助吸收水和鹽。

素食和無鹽是最爛的組合

　　主張低鹽和無鹽飲食的人認為，飯和蔬菜中都已經含有鹽分，所以可以不用額外攝取。植物中雖然有鈉，但並不是只有鈉，鉀的比例反而還比較多，平均大約是 0.002：1，差異相當的大，要是以素食為主卻又不攝取鹽巴，那麼就會使這樣的不均衡差距愈拉愈大。

　　蔬菜類大部分都含有很多苦澀味，鉀含量又高，若是不使用鹽巴調味，就會破壞味道和營養的均衡。高呼著要減少鈉攝取，因而攝取了能夠幫助鈉排出，且含有大量鉀的蔬菜和水果，沒有任何的鹽分攝取，這樣的飲食演變成鉀過量，**反而伴隨著比鈉過量還要更嚴重的症狀出現**。為了減肥或健康，長期食用沙拉甚至連一點調味料都不使用，因而出現許多鹽分不足的病狀。

　　實際上，野菜若是太過清淡，實在很難入口。小孩子雖然普遍都不喜歡蔬菜或野菜，但若以湯用醬油或鹽巴去調味涼拌蕨菜和菠菜，使其吃起來有點鹹味，有很多小孩反而會喜歡。未經調味的野菜，很容易造成消化不良。在過去糧食貧乏的年代，野菜遍佈滿地，撒下種子也很快就能長出生菜並收穫，但我們的

祖先並不會就直接這樣食用，會先釀造大醬或包飯醬，搭配蔬菜和飯吃，或是做成涼拌調味。在冬天中蔬菜尤為珍貴，便會將蕨菜、南瓜等曬乾涼拌食用，或是直接製成乾菜。料理中只要有蔬菜，就必須調味才會好吃，不然生菜為什麼要淋上沙拉醬？

　　肉類其實本身就帶有一點鹹味，但經過調理要食用時，也一定會再加點醬料或鹽巴。雖說我們可能因為從小常吃所以喜歡上肉類，但其實這也是為了補充鹽分所致，因為當體內鹽分不足時，會變得更想吃肉，所以平常需要好好吃鹹的食物，並充分補充鹽分。原本喜歡吃肉的人，要是有增加食鹽攝取，就算烤得香噴噴的肉放在旁邊，也不會特別想吃，就連過去常常想吃的泡麵，也不會再被輕易誘惑。

吃鹹食水腫該怎麼辦？

　　吃了鹽後會出現各式各樣的反應。有人在看到鹽的效果後，心態上迫切的想變更好，反而變得有點過量攝取，也會無意間忽略了身體所需要的其他東西。這時，我們應該先正視身體所發出的各種訊號。

　　體內水分和鹽分不足而使身體逐漸枯竭的人，開始攝取食鹽後，也會變得想喝水，身體會短暫出現水腫的現象，有人會擔心過於浮腫，或是因為體重上升，就以為是變胖了，其實，這並不是脂肪，而是體內的水分增加了。平時身體過於寒冷的人，總是處於又冷又僵硬的狀態，因而無法吸收水分，也會造成身體水腫。而緊繃的氣過多，肝膽虛弱的人，或是心臟氣運較不好的人，在放鬆身體的過程中，會暫時出現水腫的狀況，然後時間久了就會消失，所以不用過度擔憂。

　　若是浮腫一直都沒消除，這時就要減少鹽分，多攝取其他味道以重新找回均衡，像是苦味，有點苦的食物，或是酸酸甜甜的味道，都有助於恢復平衡，例如柳橙汁、檸檬汁等酸甜味的飲料，或者柿子葉茶、普洱茶。而帶有苦味的咖啡和艾草茶，對於

臉部浮腫的人很有助益。若是搭配鉀含量多的飲料一起飲用，則會增強利尿作用。另外，健走、基礎運動和熱敷都能幫助身體暖化，促進吸收功能。

若是原本就經常會水腫的人，可以藉由攝取鹽巴，將體內不必要的廢棄物及水分排出，重新打造臉部和身體線條，看起來會更加輕盈。相反的，很想要增加體重的人，可以將身體內所缺乏的鹽分和水分填補，就能很健康的增重了。

如同先前所說的，心臟和胃不好的人，以及肝膽虛弱吸收力不好的人，在攝取食鹽時都必須額外留心注意，但並不是說就絕對不能吃鹽，或是一定要採用低鹽飲食，只是吃的順序、方法和量稍微有點不同而已。

天日鹽和精製鹽在料理中的用途有著明顯的不同。去除鹵水質量又好的天日鹽，味道特別好，粒子也很大顆，很適合用於醃製白菜和煮湯，不只含有氯化鈉，還會將其他微量的成分融入並產生味道，是一種天然調味料。而細鹽則可以用於涼拌類和熱炒類的料理。精製鹽純度高且味道一致，很常被使用於食品製造，很多家庭主婦會用精製鹽來釀醬，才能使醬味純淨無差別，但相對來說，精製鹽中的水分較少，氯化鈉含量高，比起其他鹽巴來說會比較鹹，因此在用量方面更要留意調整。

鹽巴中含有許多特定的礦物質，可以使食物的味道產生微妙的差異。鹵水主要成分為鎂和鉀，若是過多則會產生苦味，而

要是氯化鈉含量較高，則會出現純淨的鹹味。這些並不是會對身體產生任何致命或有害的物質，只是會改變味道和口感罷了。列出了這麼多的根據，比起拒絕鹽，我們應該要接納每一種鹽，才能補充身體的鹽分，不吃鹽或是鹽分不足所產生的問題，絕對會比鹽分過量還要嚴重。

想要好好攝取鹽巴重新找回平衡之前，要先了解身體與自然的循環原理，才能真正有助於鹽分的攝取，歸根究底一切的關鍵都是在於均衡。失去均衡或是產生偏頗時，都會破壞身體健康，而鹽分的攝取就是為了讓我們能夠重新找回平衡，其標準會根據自身的狀態而有所不同。

TIP 5

應減少或是
中斷鹽巴攝取的警訊

覺得鹽巴很好或是體驗到鹽巴所帶來的效果後，反而造成過量食用時，我們的身體會發出警訊通知。以下所列出的幾個常見警訊，便是在告知我們應該減少食鹽攝取，或是身體正需要其他味道的氣。

鹹味屬於五行中的水氣，與火氣和土氣是相互牽制的關係。當火氣（心臟、小腸）與土氣（脾臟、胃）開始虛弱的警訊出現時，就應該減少鹽分攝取，還要確認與其他味道的關係，適當的補充苦味、甜味或酸味的食物，重新達到平衡。以鈉和鉀的均衡關係來看，當鈉過量需要鉀時，也會出現相似的症狀，此時就要飲用鉀含量多的柳橙汁或檸檬汁等飲料。

心臟不適的徵兆

- 臉部持續發脹
- 心跳異常，臉上出汗
- 失眠，身體突然起雞皮疙瘩，不斷嘆氣
- 緊張感加劇，冒冷汗

- 出現舌乳突炎
- 打嗝
- 小指發麻或手肘疼痛
- 臉色漲紅，顴骨附近發癢或出疹子
- 口乾舌燥，出現乾渴症

以上出現的症狀，需要透過苦味恢復平衡，例如咖啡、艾草茶、可可亞、生菜，穀食以高粱最佳，水果中當選檸檬。

胃部不適的徵兆

- 膝蓋無力，總是感到卡卡的
- 感到頭痛欲裂
- 全身無力，總是想躺著休息
- 糞便過稀
- 嘴唇起泡或乾燥
- 飲水過量
- 臉色發黃，常常出現嘴破
- 口水分泌過多
- 總是想吃糖或巧克力等有甜味的食物

以上出現的症狀，需要透過甜味恢復平衡，例如馬斯科瓦多糖、糖稀、砂糖，穀食則可選擇黍、糯米、糙米。也可以用這些食材製成料理，趁熱吃一點。

TIP 5

🔲 肝膽不適的徵兆

- 不斷嘆氣
- 身體感到緊繃
- 胸悶
- 沒胃口
- 發麻，緊張感加劇

以上出現的症狀，需要透過酸味和香味恢復平衡，例如柳橙汁、檸檬汁、梅子，穀食則可選擇大麥、蜀、紅豆、小麥。這些食材所製成的料理中，若是一起加入充滿香氣的食用油，會更顯效果。需要鹽分時可選擇芝麻鹽，帶有酸味的水蘿蔔泡菜也不錯。

尿液的顏色以淡黃色最恰當，若是過黃或過濃，就表示水分嚴重不足，必須增加水的攝取量。水和鹽的攝取量若是過多，則會引起腹瀉，請參考接下來的水攝取量的內容，並加以進行調整。

根據時間攝取鹽

天地萬物的生長與消亡，都源自於陰陽作用。天與地的作用造就了一天的產生，季節的轉換。自成一個小宇宙的人體內，細胞活動也是藉由陰陽作用得以循環。一年有 12 個月，以冬至和夏至為主分為陰與陽。每天的時間也以午時的正午與子夜來切割為陰與陽。白天以陽的火氣活躍，晚上則是以陰的水氣再次恢復平靜與冷卻，讓身體能夠達到休息。

陰陽，水與火

從破曉的黎明到正午之前，站在生命的角度來看，是屬於預熱與生火的時間。要使心臟跳動，就需要五行中的火氣。在陽氣主導的午前，若是大量攝取水和鹽，才剛升起的火氣就會被水氣給平定，因此在上午喝下大量的水分，愈靠近下午身體就會愈覺得沉重，出現餐後嗜睡症，也會產生疲勞感，覺得體力下降。

其實，相同的食物在早上吃的時候，會覺得更鹹，很少人會在早上就吃泡麵或烤肉。鹽再怎麼好，若是在一大早就食用，就跟在剛升起的柴火中澆水沒兩樣。**鹽帶有強烈的收斂及平靜的**

氣，排放和過濾的工作，應該在一天之後的晚上或深夜進行才比較適當。早上適合苦苦的咖啡（火），而忙於工作的時候，可以用甜味（土）來消除疲勞，到了晚上就會想吃點辣辣（金）的鍋物或湯，深夜想吃宵夜時，腦海中就會浮現鹹鹹（水）的食物，這是因為開始需要鹽氣了。

適合攝取鹽巴的時間為晚間時分，液體中的「液」就是由水和夜所組成的字。比起白天，動物會在傍晚時飲用更多的水，然而現代人因為日夜顛倒的情況相當多，因而出現許多例外。

▲▲▲ 發炎時，先從滅火開始

根據自然的道理，上午應該盡量避免水和鹽，下午後再進行攝取比較好，然而，雖說原理是如此，但更重要的是我們自身的狀態。若是身體出現發炎的情況，不論正好是早上或凌晨，都是需要鹽的時候。因為炎症而產生疼痛或發燒，不管何時都需要攝取食鹽。另外，要是比他人更早開始工作，早上就開始揮霍汗水或運動的人，從早上就開始攝取鹽也沒關係。

不得已必須在深夜工作的人，更要特別注重鹽巴的補充，休息或睡覺的時候，身體會將一整天所累積的廢物排出並淨化血液，將聚集於上的氣往下帶，打造出乾淨的狀態，也會將出現傷口或有問題的部位進行更新。應該睡覺的時間卻依舊醒著，身體就無法正常作業，血液就容易變得混濁。

食鹽攝取也是一樣，食用鹽巴前，應該要先觀察自己的身體狀態及生活習慣，再來調整用量，也就是說要找到最適合自己的方法、時間及用量。

根據季節攝取鹽

　　大自然根據季節變化，贈與了我們豐富多樣的食物。當季食物指的就是能在該季節蓬勃生長的能源。**若不是完全失去均衡的人，就算只是白飯配上當季食物，也可以很健康，而鹽這時就能夠幫助身體消化並吸收這些食物。**雖然我們經常都會需要鹽巴，無關季節，但攝取的方式和量卻會不同。

　　春天，是放鬆僵硬的身體，開始展開活動的時候。疲乏感到沒胃口的時刻，就要搭配春天的野菜、酸辣泡菜、酸甜味的食物一起攝取，更需要酸味的話，可以選擇檸檬汁、發酵醋、五味子等茶或飲料。

　　夏天，生命活動最旺盛的時期，充斥著艾草、兔仔葉、苦菜等苦味的蔬菜＊。人會容易深受咖啡和有點苦味的蔬菜吸引，將萵苣或苦苣等蔬菜配上包飯醬一起食用，有助於穩定心臟，還能調節熱氣與汗水。

＊審訂註：台灣夏日常見苦味蔬菜有苦瓜、芥菜、萵苣葉、芹菜、茴香、香菜等。

在盛夏和三伏天時，容易大量出汗，因而需要更多鹽分和水分。夏天很適合喝黃瓜涼湯、大醬清湯或麵條醬湯，可以同時補充鹽分和水分。此外，夏天會特別盛產鉀含量多又香甜的水果，因此水分攝取量增加，對於食鹽的需求也會上升。

秋天，會開始變得乾燥，是蔥、蒜、洋蔥和蘿蔔等帶有辣味的食材相當豐富的時候。食用又辣又鹹的鍋類、湯類或涼拌辣泡菜等，可以使秋天的氣與身體融為一體並達到平衡。辣味是可以直接對喉腔造成刺激的味道，吃了之後舌頭會感到火辣，瞬間精神都來了，身體有了緊繃感。為了完成作業與準備過冬，體內細胞需要收緊，就會想吃點辣味和鹹味結合，帶有麻辣又開胃的食物。

寒冷的冬天是淨化與恢復，需要儲備能量的時期，並不會飲用冰冷的鹽巴水。因此必須調整水的攝取量，適合選擇溫熱的鹽巴茶或湯物的料理，或是鹹菜、水蘿蔔泡菜、過冬泡菜等用鹽巴發酵的鹽醬食品也不錯。寒症嚴重的人必須同時進行鹽巴攝取及發熱作業，才能真正有效。想要在漫長的冬天裡不讓身體過於僵硬，就要讓血液循環和新陳代謝正常運作。

鹹味的回歸，
鹽也會再次歸來

味道不只是單純透過舌頭，而是會動員許多的感官去感覺。味道可以是化學性和物理系，也可以是精神感覺。學者們一直在研究「吃下相同量的葡萄糖比直接注射可以更快分泌胰島素的原因」。透過結果可以得知，人類小腸內存在著味覺細胞，這個細胞感知到糖類時會分泌更多的胰島素。鹹味也是一樣的道理，當身體真的需要時，只要將鹽巴粒放在舌尖上，也可以使症狀消失。「想吃」並不是純粹從舌頭上發出的感覺。我們身體的組織全都是有機運作，交換資訊的速度比光速還快。口味就是身體想要的「身體的味道」，是傳送到大腦的信號。

味覺是生存必需的重要感官。想要活得好，就要好好的吃，好好的感覺，不是以營養學、醫生或專家為標準，而是好好吃身體想要的，口味就是個性。

當然，過去 20 多年，那些找回健康的人們，可以自己找回健康並非全都只是因為鹽的緣故，是因為他們能夠打破舊有觀念，從各種害怕、不安和憂慮中開始得到解放，並且在了解到身

體的智慧後，也願意跟隨至今。

　　曾經覺得很罪惡的吃法，現在都能夠真正開心並享受其中。原本會感到自責的時候，也變成了你我相互都能理解。「所以才會那樣啊！」、「難怪我會這麼喜歡、這麼想吃！」曾經貪吃、過食、暴食的日常，原來是因為身體沒有得到補充才會這樣，也終於領悟到，受盡各種炎症所苦，還被稱為移動醫院的身體，其實追根究底原因都是一樣的。身體僵硬，思想也會僵硬，我們的心才會發出這麼強烈的信號來通知我們。

　　想要健康的生活，並不是透過新知識的累積，而是要去傾聽身體的智慧，打造出能夠自動開啟治癒本能的身體。根據身體所要的去吃、去動、去休息、去工作、去唱歌或去跳舞，只要能夠看見自身的生命力，觀看事物的角度也會隨之而變，也會活得更自由。

　　只要真正的了解鹽巴，就能知道其實在建議攝取量的思維裡，有著天大的謬誤，每個人都應該有屬於自己的需求量，而且一定都會不一樣。將食物分為好或壞，戴著有色眼鏡的二分法，已經開始崩解。從物質到關係，從粒子到量子，從二分法到新的科學和生命觀，全都產生了巨大的轉變。各種味道匯流成江的龐大生態界，展現著活躍生命的現場，就是我們的身體。比鹽巴更重要的，是與鹽相遇的身體，是兩者間產生的變化。

　　生命的最終意義，就藏在變化的過程中，即便我們可能會中

途短暫離開，但還是會進入到下一個變化。沒有開始，也不會有結束，只會無限的循環，但絕對不是一成不變。誕生與毀滅的輪迴過程中，流淌著一股巨大的能量。世間萬物從來就沒有消停的瞬間，即便是相同物質的岩石和石頭，但其實內部的電子是不間斷的運作著。身體如果想要更新，就得先排出舊的東西，就要使那股力量能夠不斷的流淌於內。藉由釋放出體內鹹味的鹽，才能將水引進來進行清潔、排放及淨化，體內的能量就能順暢不受阻礙，就能夠持續保持再生。

現今的世代，該如何解毒及排出遠比想著該吃什麼還更重要。想要透過嶄新的思想與身軀，去渡過這波新文明的浪潮，人類就勢必得重新召喚鹽。想要活，想要好好活，就一定需要鹽。在飯桌上放上醬油碟子，再給鹽巴罐一個位置！鹹味的回歸，鹽巴也會再次歸來。

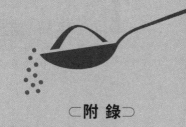

改變身體的兩週「鹽巴排毒法」

1 零炎症！鹽巴茶食譜：排出毒素，找回身體的均衡

> ◇ **第一階段：熱身運動**
> **和鹽變親近，拯救味覺，找出身體想要的「味道」**

將鹽巴裝於小罐子內隨身攜帶，養成和鹽巴親近的習慣，即使只是帶在身邊，也很有安全感，每次想到的時候都可以立刻運用。些微的鹽巴不僅可以變更好，還能體會到新味道的世界。

1）吃飯時依照自己口味調味

湯或配菜若是太清淡，可以使其更鹹一點再食用。讓食物的味道更能展現出來，幫助消化，穩定身體內部。

2）搭配水果一起食用

可以在草莓、西瓜、奇異果和香蕉等水果上撒上一點點鹽，或是沾著鹽巴吃。製作果汁或解毒汁時也可以加鹽調配。鹽能加強甜味，果汁整體的味道也會更好。餅乾或巧克力等甜甜的零食，搭配鹽巴會更顯風味，吃完了也沒負擔。

3）飲用鹽巴咖啡

在咖啡中加入一點點鹽，會減少咖啡的苦味，讓味道變得柔和，也能夠提升咖啡香氣。若是使用竹鹽，會產生更獨特的風味，可以品嚐到豐富的味覺享受。

4）用鹽巴漱口

將牙刷沾鹽巴水，仔細的刷過口腔內的每一處，再用鹽巴水漱口即可。

5）感到疲累無力或是嘴裡發澀時，就要攝取鹽巴

將鹽巴顆粒或粉末含在口中使其融化。

◇ 第二階段：實踐
用「鹽巴茶食譜」也來調節體內的鹽度

經過 3 ～ 7 天的時間，與鹽巴變親近後，就要展開更進一步的階段了。首先，為了要調整體內的鹽度，就要養成更積極的習慣。

推薦飲用可以補充鹽分和水分的鹽巴茶，調整電解質濃度。若是與體內 0.9% 鹽度相近的 1 ～ 1.2%，就能充分被吸收。

300 毫升的水中，可以加入 1 茶匙（大約 3 克）的鹽，若是

500 毫升，就加 2 茶匙（約 6 克），濃度會比較適當，邊喝邊找
出最適合自己的量。

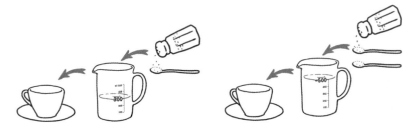

▲ 左：300 毫升的水，1 茶匙（3 克），右：500 毫升的水，2 茶匙（6 克）

這時可以選用乾淨又純度高的純鹽、質量好的竹鹽，或是經
過五年以上去除鹵水後的乾淨天日鹽，這些都是比較不含雜質
的鹽巴。

**1）下午 3 ～ 4 點左右，在溫熱的茶或水中加點鹹鹹的鹽，
再熱熱的喝下**

　　將溫熱的水或茶（麥茶、牛蒡茶、柿子葉茶等）裝入保溫瓶
或馬克杯中，並加入鹽巴待溶化後喝下，可以滋養因工作感到
疲勞無力的身體，防止脫水，藉由補充電解質，讓人重新產生活
力。在日光照射下健走 10 分鐘以上，會更具效果。

2）晚餐或深夜時再多喝一次

　　讓身體在活動的同時，將體內的廢棄物或殘渣排出，淨化身
體的每一處。快忍受不住宵夜的誘惑時，就是告訴我們身體需要

鹽氣的警訊，可以增加鹽巴茶的攝取量或飲用次數。

第三階段：應用
培養能夠抵抗炎症的強健體魄

　　從枯燥混沌的日常中，重新有了氣色和活力後，那就開始培養對抗炎症的強健身體吧！增加食鹽使用量，飲用鹽巴茶或鹽巴水，在 500 毫升容量的水瓶或保溫杯中，裝入麥茶或水，再添加 5 ～ 6 克的鹽巴使其溶化，外出可以隨身攜帶，下午覺得喉嚨乾乾時就可以飲用，一天大約喝兩瓶左右即可。嘴裡含著鹽巴，再配上果汁或水喝下也可以，從一天 2 次開始實行，根據自身需求，可以增加至 3 ～ 4 次。水攝取可以讓每次乾涸的喉嚨，得到充分的補充。

　　甜味、酸味、苦味等其他氣運的味道，也必須積極補充，才能維持均衡。30 分鐘以上的健走，再搭配上 3 種基本運動方式，會更顯效果，提升鹽巴效果的運動，會在下一頁看到詳細的說明介紹。

2 提升身體「鹽巴力」的運動：
健走、轉動、按壓

1）健走

雖說經常進行快走，會有運動效果，但並不一定就是這樣，快走可能會對心臟造成負擔，急速產生的熱聚集於上半身和腦部，使氣也跟著上升。調節心臟脈動的腎臟，會控管心臟產生的熱，並將其平均傳送於四肢末端及下半身，因此若是進行快走，腎臟可能就無法正常進行這項工作，尤其是腎臟虛弱產生糖尿病或高血壓的人，快走過後會感到嚴重疲累，血糖或血壓值有可能會失去控制。而身體處於過度緊繃的人，快走後並不會因此產生能量，只會感到更加疲憊。

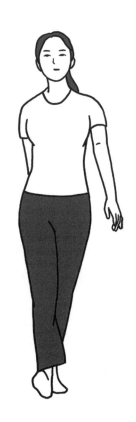

健走的姿勢也很重要，展開胸膛，脊椎端正，走的時候要感覺移動整個身體。

● **正面**

踼著腳踼搭踼搭的走，雖然雙腳會沒力，但感覺用腰部的力量去推動，後側會愈來愈好，走久了就會產生力量。呼吸時，保持平穩，嘴巴緊閉用鼻子呼吸，呼吸才會變長，身體溫暖起來，思緒也會變得清晰。

● **側面**

腰部像是從後面輕輕向前推動，腳不用先踏出，而是身體移動時，腳步也會自然而然的跨出，從腳後跟開始，完全貼住地面。

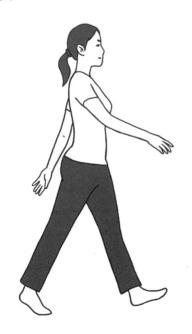
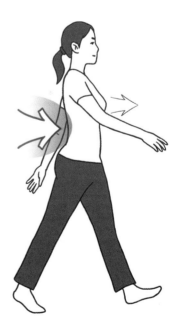

- **後腳跟與大拇指**

由後腳跟開始貼在地面，最後到大拇指用力向前走動，藉由後腳的大拇指往地板壓，以此產生推進力前進。

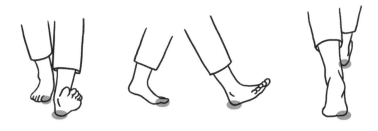

2）轉動腰部

轉動腰部時，要對腰部產生刺激，如果動作不對，就會變成骨盆或髖關節運動。首先必找到正確的腰部位置，腰部其實在上側。

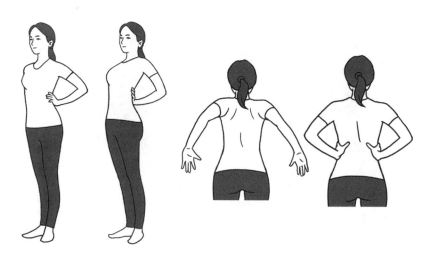

- **腰部轉動的預備姿勢**

　　將大拇指壓在後側肋骨的尾端，腎臟部位的京門穴上，雙手輕輕扶住腰，腳後跟平貼於地，前側伸展開來。膝蓋打開後，小腹收進去，微微縮緊括約肌。

- **轉動順序**

　　推腰→向左→向後→向右

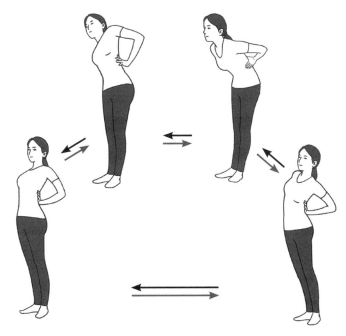

①將腰部向前推的時候吐氣。注意膝蓋不能彎曲，括約肌　要微微收緊。大腿內側和小腿用力，利用下半身強健的　力量，像是要提起似的推動後側的京門穴。

②慢慢吐氣的同時轉向左側

③轉向後側。從左側轉向後側的時候，要從吐氣改為吸氣。
　向前推的時候雖然會用力，但向後的時候，要慢慢吸氣，
　感覺像是放鬆休息，將力量釋出。

④慢慢吐氣再轉向右側。要注意手擺放的姿勢都不會改變。

3）轉動腳踝

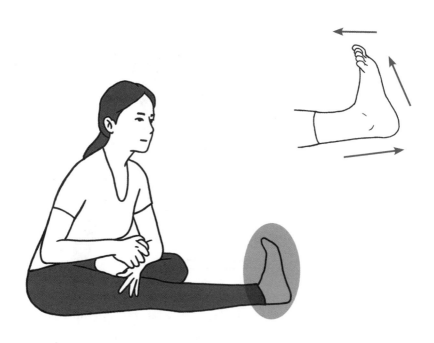

①展開一隻腳，腳尖朝向身體。

②將另一腳的腳踝抬至膝蓋處，並用大拇指和食指抓住。

③慢慢呼吸並且輕輕轉動腳踝。

轉動腳踝時，要用溫和的力量，一指壓住跟腱附近的太溪和大鐘穴位處的地方，一指壓住腳踝外側的申脈穴，再慢慢轉動。

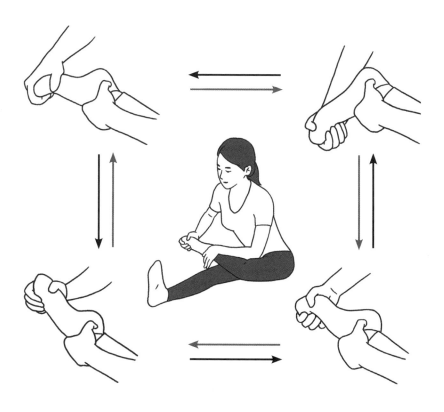

4）放鬆腎臟、膀胱經的 3 種動作

• 捶腳

以湧泉穴為中心進行敲打。覺得疲累、睏倦、腦子打結時，可以敲一敲，會特別有效。

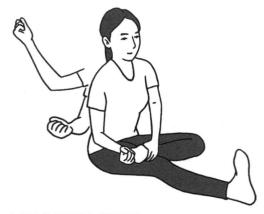

• 抱腳

將腳底板抱向胸口，可以放鬆腳和髖關節。

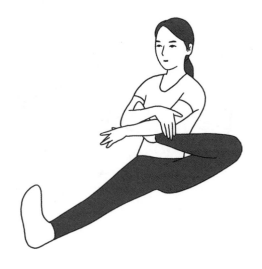

- **抬腳**

十指相扣伸展腿，能夠放鬆後側的膀胱經，膝蓋不能彎曲，要直直的伸展開來。不只能夠放鬆到連接腰部、背部和後頸的膀胱經，還能使頭腦清醒。

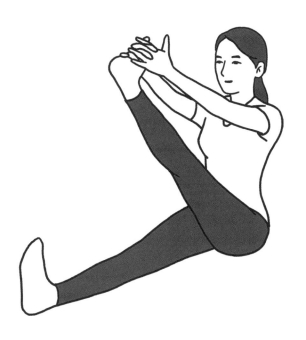

5）攝取鹽巴後再進行按壓，會更顯效果的重要穴位！

水氣若是過於虛弱，輕壓一下也會因而產生疼痛。要壓到完全不會痛為止，才能讓堵塞的血液重新開始循環。請勿太過用力按壓申脈、照海穴（腳踝附近）及湧泉穴（腳底板），溫和的給予刺激放鬆即可。

- **申脈穴：**

  膀胱經中最具代表性的穴位，外側腳踝的下方凹陷處。

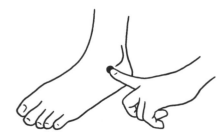

- **照海穴：**

  腎臟經中最具代表性的穴位，內側腳踝的下方凹陷處。

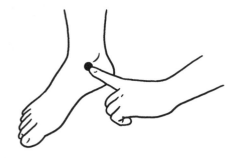

- **湧泉穴：**

  彎起腳底板時會產生八字，其中最凹陷的位置，就是足少陰腎經的起始點（湧泉代表的就是生命湧出的泉水）。

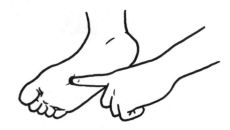

參考文獻

1）書籍

- James Dinicolantonio 著，《吃對鹽，救你命》（The salt fix），Ingram，2017 年

- F. Batmanghelidj 著，李秀玲 譯，《神秘的水治療健康法》，中央生活社，2014 年。

- 江吉傳、洪達秀 著，《量子醫學》，Doduls，2013 年。

- 近藤誠 著，李勤雅 譯，《不被醫生殺死的 47 心得》，TheNan 出版社，2013 年。

- 金勝權 著，《鹽中毒》，Bookscope，2015 年。

- 金恩淑、張真基 著，《本能治療》，Panmidong，2012 年。

- 金真睦 著，《無須藥物》，Seohyunsa，2016 年。

- 金泰亨 著，《不安加劇的社會》，Wisdom House，2010 年。

- 金賢正 著，《醫生是即將消失的職業？》，慢讀，2014 年。

- 中村仁一 著，申俞熙 譯，《若想追求平靜的死亡，那就遠離醫生》，Wisdom Style，2012 年。

- Darrell Huff 著，朴英勳 譯，《彌天大謊，統計》，合書，2004 年。

- Ray Moynihan、Alan Cassels 著，洪惠傑 譯，《出售疾病》，Alma，2006 年。

- Loren Cordain 著，江大恩 譯，《舊石器時代飲食》，黃金魚，2012 年。

- Lawrence D. Rosenblum 著，江大恩 譯，《The Extraordinary Powers of Our Five Senses》，21 世紀 Book，2011 年。

- Magnus Heier 著，朴柄化 譯，《醫生的一句話就能招喚出疾病》，Ulysses，2012 年。

- 丸山工作 著，尹實、孫英秀 譯，《分子生物學入門》，電波科學社，1997 年。

- Marie-Monique Robin 著，權智賢 譯，《死亡的餐桌》，Panmidong，2014 年。

- 松本光正 著，徐承哲 譯，《高血壓不是病》，Editor，2015 年。

- Michael E. Oaks 著，朴恩英 譯，《不良飲食》，熱帶雨林，2008 年。

- Michael Morse，崔家英 譯，《背叛的餐桌》，Myungjinbook，2013 年。

- Mark Kurlansky 著，李昌植 譯，《鹽》，世宗書籍，2003 年。

- 朴詩宇 著，《竹鹽是科學》，天空鹽，2018 年。

- 朴意圭 著，《鹽和水，是我們身體所望》，知識敏感性，2016 年。

- 方建雄 著，《改變世界的新科學》，精神世界社，1997 年。

- Bernard Lown 著，李熙元 譯，《失去的治癒本質》，與書同行，2018 年。

- Ben Goldacre 著，權敏、安亨植 譯，《惡劣的製藥公司》，共生，2014 年。

- 本端惠 著，《羊水療法》，2015 年。

- Samuel A. M. Adsheed 著，朴英俊 譯，《鹽與文明》，JiHo，2001 年。

- Sharon Moalem 著，金素英 譯，《疼痛的活著》，Gimm-Young 社，2010 年。

- 徐韓奇 著，《大韓民國醫療連結》，大海出版社，2013 年。

- 孫淑美 著，《鹽，懂得吃就能擁有無病人生》，Haneon 出版社，2008 年。

- 鈴木隆一 著，李書英 譯，《味覺力》，韓文化，2015 年。

- 申宇燮 著，《醫生的反叛》，Editor，2013 年。

- 安國俊 著，《該如何攝取水和鹽才好呢？》，Taewoong 出版社，2017 年。

- Alice Roberts 與其他 9 人 著，朴京韓、權奇浩、金明南 譯，《人體完整版》，Sciencebooks，2017 年。

- 江本勝 著，洪承敏（音譯）譯，《水永遠都知道答案》，TheNan 出版社，2008 年。

- 柳承勳 著，《渺小卻龐大的韓國史，鹽》，Bluehistory，2012 年。

- 尹實 著，《知道元素就能看見化學》，電波出版社，2012 年。

- 尹泰浩 著，《鹽，解除誤會，看見健康》，幸福樹，2014 年。

- 井上芳保 著，金京元 譯，《健康的背叛》，Dolbegae，2014 年。

- Ivan Illich 著，朴弘圭 譯，《醫院製造疾病》，MITO，2004 年。

- 李忠雄 著，《科學不是狂熱，是因為需要反思》，EJB BOOK，2005 年。

- 任鍾午 著，《疾病與萬能鑰匙》，Shinilbook，2008 年。

- 鄭南具 著，《統計撒的謊》，Sidaebooks，2013 年。

- 鄭樂賢 編著，《竹鹽》，Miral，2001 年。

- 鄭鐘熙 著，《生命的鹽》，橄欖木，2011 年。

- Jeremy Howick 著，全賢宇、千憲得、黃勝植 譯，《建立在證據醫學之上的哲學》，Think Power，2018 年。

- James Coleman 著，尹英森 譯，《Naturally Dangerous》，茶山草堂，2008 年。

- Jeffrey Steingarten 著，李龍材 譯，《嘴大吃四方》，Bookcastle，2010 年。

- John A. McDougall 著，江新元 譯，《來自某位素食醫生的自白》，SimonBooks，2017 年。

- John Emsley 著，高文主 譯，《商品的化學》，Ichi，2008 年。

- 崔樂言 著，《感覺、幻覺、錯覺》，Yemundang，2014 年。

- 崔樂言 著，《真正的食品添加物》，Yemundang，2013 年。

- 崔樂言 著，《味道的原理》，Yemundang，2018 年。

- Klaus Oberbeil 著，裴明資 譯，《鹽的逆襲》，Gadian，2011 年。

- Fritjof Capra 著，金容正、李勝範 譯，《現代物理學之東方思想》，Pumyang 社，2006 年。

- Pierre Laszlo 著，金炳旭 譯，《鹽的文化史》，Karam 企劃，2001 年。

- 許准 著，趙賢英 譯，《東醫寶鑑》，麗江出版社，2005 年。

- 洪元植 譯，《黃帝內經（素問篇）》，傳統文學研究會，1992 年。

- 洪元植 譯，《黃帝內經（靈樞篇）》，傳統文學研究會，1992 年。

2）網站

國內（韓國）

- 食品醫藥品安全處
- 國家統計網
- 國民健康營養調查
- 食品產業統計情報
- 減鈉運動總部
- 疾病管理總部
- 首爾大學附屬醫院
- www.sciencetimes.co.kr
- www.koreahealthlog.com
- www.seehint.com
- www.komedi.com
- www.dbpia.co.kr

國外

- www.naturalnews.com
- www.saltinstitute.org
- www.scientificamerican.com
- www.cspinet.org
- www.ncbi.nim.nih.gov

- www.nih.gov

- www.ama-assn.org

- www.hinm.org

- www.metabolismjournal.com

- www.sciencedirect.com

- www.medicalnewstoday.com

- www.cdc.gov

- iom.nationalacademies.org

- www.cochranelibrary.com

- www.hhs.gov

- healthimpactnews.com

- www.ahha.org

- www.cell.com

論文，資料

- 韓熙珍、國俊熙，根據 Canguilhem 的醫哲學，衍伸出對於高血壓的醫哲學反思，韓國的哲學會，醫哲學研究第 20 輯，2015 年 12 月，p.3~p.33。

- 黃藝元、卞庭秀、李京宇、黃仁弘、金秀英，電視所報導的健康醫學資訊之實證醫學評估，翰林大學醫學院江東聖心醫院家醫科教室，韓國家醫科會址，2006 年第 27 卷 7 號。

- 金賢子，韓國鈉攝取現況暨調查方法改善方案，週間健康與疾

病，2014 年第 7 卷 20 號。

- 大韓民國醫學翰林院第 1 回學術研討會，鹽與健康資料輯，2011 年 6 月 30 號。

- 減鈉運動總部報導資料

- 「鹽的盛開」，全南民俗文化年度特別展覽，國立民俗博物館。

- David McCarron, Salt intake controlled by brain, not diet, 《American Journal of Hypertention》，2013 年 8 月

- Park Junhyung and Kwock Chang Keun, "Sodium intake and prevalence of hypertension, coronary heart disease, and stroke in Korean adults", Journal Ethnic Food, 2015: 2(3), 92-96.

- Kim Soon Hee·Kim Myung Sunny·Lee Myoung Sook·Park Yong Soon·Lee Hae Jeong·Kang Soon-ah·Lee Hyun Sook et al., "Korean diet: Characteristics and historical background", Journal of Ethnic foods, March 2016: 3(1), 26–31.

- R .S. Taylor et al., "Reduced Dietary Salt for the Prevention of Cardiovascular Disease: A Meta-Analysis of Randomized Controlled Trials(Cochrane Review)", American Journal of Hypertension, August 2011: 24(8), 843-896.

- Katarzyna Stolarz-Skrzypek, MD, et al., "Fatal and Nonfatal Outcomes, Incidence of Hypertension, and Blood Pressure Changes in Relation to Urinary Sodium Excretion", Journal of the American Medical Association, 2011: 305(17), 1777-1785.

- Melinda Wenner Moyer, "It's Time to End the War on Salt", Scientific American, July 8, 2011.

- J. Stamler, "The INTERSALT Study: Background, Methods, Findings, and Implications", American Journal of Clinical Nutrition, February 1997: 65(2), 6265-6425.

- L. Hooper, et al., "The Long Term Effects of Advice to Cut Down on Salt in Food on Deaths, Cardiovascular Disease, and Blood Pressure in Adults", Cochrane Summaries, January 21, 2009.

- H.W. Cohen, et al., "Sodium Intake and Mortality in the NHANES II Follow-Up Study", American Journal of Medicine, March 2006: 119(3), 275.e7-14.

- S. Boyd Eaton, M.D. and Melvin Konner, Ph.D., "Paleolithic Nutrition—A Consideration of Its Nature and Current Implications", New England Journal of Medicine, January 31, 1985: 312(5), 283

- Quanhe Yang, PhD, et al., "Sodium and Potassium Intake and Mortality Among US Adults", Archives of Internal Medicine, July 2011: 171(13), 1183-1191.

- Mike Stobbe, "Why Your Sodium-Potassium Ratio Is So Important", Huffpost Healthy Living, July 11, 2011.

- Jonathan Jantsch PhD, et al., "Cutaneous Na+ Storage Strengthens the Antimicrobial Barrier Function of the Skin and Boosts Macrophage-Driven Host Defense", Cell Metabolism, 2015: 21(3), 493-501

優生活 89

你的身體想要鹽

減鹽易發炎，體內發炎是萬病之源。
逆轉慢性病、過敏、皮膚病、感冒、自體免疫失調……最強鹽巴使用說明書

作　　　者 —— 金銀淑、張真起
譯　　　者 —— 陳卉怡
專業審訂 —— 謝旻融
主　　　編 —— 楊淑媚
責任編輯 —— 朱晏瑭
封面設計 —— 今日工作室
內文設計 —— 林曉涵
校　　　對 —— 朱晏瑭、楊淑媚
行銷企劃 —— 許文薰

第五編輯部總監 —— 梁芳春
董 事 長 —— 趙政岷

出 版 者 —— 時報文化出版企業股份有限公司
　　　　　　108019 臺北市和平西路 3 段 240 號
　　　　　　發 行 專 線 ——(02)23066842
　　　　　　讀者服務專線 —— 0800-231705、(02)2304-7103
　　　　　　讀者服務傳真 ——(02)2304-6858
　　　　　　郵　　　撥 —— 19344724 時報文化出版公司
　　　　　　信　　　箱 —— 10899 臺北華江橋郵局第 99 信箱
時 報 悅 讀 網 —— www.readingtimes.com.tw
電子郵件信箱 —— yoho@readingtimes.com.tw

法律顧問 —— 理律法律事務所 陳長文律師、李念祖律師
印　　　刷 —— 勁達印刷有限公司
初版一刷 —— 2020 年 3 月 13 日

定　　　價 —— 新臺幣 380 元
（缺頁或破損的書，請寄回更換）

你的身體想要鹽 / 金銀淑, 張真起作. -- 初
版. -- 臺北市 : 時報文化, 2020.03
　面；　公分

ISBN 978-957-13-8108-4(平裝)

1.鹽 2.另類療法 3.健康法

418.995　　　　　　　　　109001875

時報文化出版公司成立於 1975 年，並於 1999 年股票上櫃公開發行，
於 2008 年脫離中時集團非屬旺中，以「尊重智慧與創意的文化事業」為信念。
ISBN 978-957-13-8108-4
Printed in Taiwan